# 静脉治疗护理技术

方莉娜 赵越

*Jingmai Zhiliao Huli Jishu*

◎主编

主　编　方莉娜　赵　越
副主编　王　静　俞申燕
编　者（以姓氏笔画为序）
　　　　王　静　方莉娜　刘　伟　刘　辉
　　　　刘如南　许晶茹　李　莉　余珍东
　　　　张爱霞　陈　迪　陈文婷　赵　越
　　　　俞申燕　郭　姗　曹　清　韩　芬

復旦大學出版社

# 作者简介

**方莉娜**，主管护师，杨浦区中心医院护理部副主任；本科学历；从事临床护理及管理工作，发表论文数篇，作为副主编编写著作3部，参编3部。

**赵　越**，副主任护师，杨浦区中心医院外科重症监护病房（SICU）护士长；本科学历；从事重症护理15年，重症监护病房（ICU）专科护士，以第一作者发表论文3篇，参编著作7部。获得杨浦区中心医院"晨光计划"培养项目、杨浦区"好医师"，是上海护理学会"优秀青年"培养计划的培养对象。

# Preface

# 前　　言

静脉治疗技术是临床护理工作中的常用技术,随着静脉治疗装置的不断发展,临床护士需掌握的静脉治疗技术也越来越多。为了适应专科发展的形势,护理界在全国范围内不断发展静脉治疗专科护士,各大医院也积极响应号召,组建医院静脉治疗专科团队,希望以点带面地规范和提升临床护士的静脉治疗操作技术,达到基础操作专业化、先进化的目的。

普及和规范临床护士的静脉治疗操作技术,能避免不必要的反复穿刺,有效提升临床护士穿刺的成功率,减轻护士的工作量,减轻患者的痛苦,降低静脉治疗相关并发症的发生。虽然目前静脉治疗的装置有很多种类,但静脉通路的管理和维护仍是临床护士的主要和重点工作之一,故规范和提升临床护士的静脉治疗操作技术具有临床护理的必要性。

为了达到上述目的,我院静脉治疗专科团队倾力编写了《静脉治疗护理技术》一书。本书以2014年中华人民共和国国家卫生和计划生育委员会发布的《静脉治疗护理技术操作规范》为基础,通过临床调研及参考大量相关文献,并结合临床实际需求编写而成,可作为临床护士学习和参考的依据。

本书共有6章,包括从头皮钢针到静脉输液港、骨髓腔穿刺等各种技术的介绍,并通过图文并茂及案例的形式深入浅出地展示,使临床护士更容易理解和找到需要学习的部分。此外,还收录了多个本院临床护理人员设计并在临床上使用的静脉治疗相关专利技术,供广大医护人员参考。

本书编写过程中编者参考了大量国内外有关文献,在此向所有参编者致以由衷的感谢!由于编写时间仓促,编者水平有限,可能存在诸多不足之处,衷心希望读者提出宝贵意见。

王　静
2021年1月

# 目 录

引言：静脉治疗发展史 ………………………………………………… 001

## 第一章　外周静脉导管 …………………………………………… 005
第一节　一次性静脉输液钢针 ………………………………… 005
第二节　经外周短导管 ………………………………………… 012
第三节　经外周中长导管 ……………………………………… 022

## 第二章　中心静脉导管 …………………………………………… 038
第一节　非隧道式中心血管通路装置 ………………………… 038
第二节　经外周静脉置入中心静脉导管 ……………………… 049
第三节　经隧道式中心血管通路装置：植入式输液港 ……… 065

## 第三章　其他静脉治疗通路 ……………………………………… 082
第一节　骨髓内输液通路装置 ………………………………… 082
第二节　持续皮下输液和通路装置 …………………………… 096
第三节　椎管内通路装置 ……………………………………… 100

## 第四章　血管通路附加装置的应用 ……………………………… 105
第一节　概述 …………………………………………………… 105
第二节　输液接头 ……………………………………………… 106
第三节　过滤器 ………………………………………………… 110
第四节　其他附加输液装置 …………………………………… 111

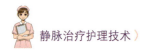

**第五章　静脉输液治疗相关并发症** ………………………………… 114
　第一节　静脉治疗操作相关并发症 ……………………………… 114
　第二节　导管及日常维护相关并发症 …………………………… 123
　第三节　静脉输液相关并发症及处理 …………………………… 147
　第四节　辅助装置相关并发症及处理 …………………………… 162

**第六章　静脉治疗相关专利** ……………………………………… 170
　第一节　外周置入中心静脉导管（PICC）置管患者专用服装 …… 170
　第二节　滴数记录器 ……………………………………………… 171
　第三节　静脉留置导管"U"型固定板 …………………………… 172
　第四节　留置针防松脱装置 ……………………………………… 173
　第五节　一种输液流量调节装置 ………………………………… 174

**参考文献** ……………………………………………………………… 176

## Introduction
# 引言：静脉治疗发展史

静脉输液治疗（infusion therapy）始于17世纪，历经近500年的波折，在20世纪逐渐形成一套完整的体系，在静脉输液治疗理论、技术、工具、设备等方面取得长足进步，使静脉输液治疗的安全性、科学性和有效性得到极大提升；其中静脉输液器材的发展，在静脉输液治疗中起到非常重要的作用。

静脉输液治疗，是指将一定量的无菌溶液或药液及血液（包括血液制品），通过输液装置直接注入静脉，再经过血液循环进行治疗，包括静脉注射、静脉输液和静脉输血。静脉输液治疗的原理是利用大气压和液体静压或输液泵驱动将药液直接输入静脉血管内。输液治疗的目的是：①纠正水、电解质和酸碱平衡失调；②补充营养，供给能量；③输入药物，治疗疾病；④增加循环血量，维持血压。目前，静脉输液治疗已成为临床上最常用、最重要的治疗手段之一，并已从医院拓展到社区及家庭使用。

## 一、形成阶段

1628年，英国医生哈维发现了血液循环，认识到血液的运输作用，从而奠定了静脉输液的基础。

1656年，英国医生克里斯朵夫和罗伯特用羽毛管针头把药物注入狗的静脉，为历史上首例将药物注入血液的行为。

1662年，德国一名叫约翰的医师，首次将药物注入人体，但患者由于感染未被救活。

1832年，欧洲的一次瘟疫流行，苏格兰医生托马斯成功地将盐类物质输入人体，从而奠定了静脉输液的治疗模式。

1900年，奥地利病理学家与免疫学家Karl Landsteiner发现不同个体血液混合时会发生凝集，之后提出了人类ABO血型的概念。除此之外，他提出不同血型人员间的输血会导致血细胞的破坏，为安全输血提供了理论指导。

19世纪后半叶，受法国微生物学家Louis Pasteur观点的启发，英国外科

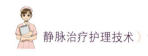

医生 Joseph Lister 提出了外科消毒的概念,将消毒手段应用到输血和输液治疗中,成功降低了败血症的发生率。

## 二、发展阶段

1931年,美国生产出世界上第一支输液产品——5%葡萄糖注射液,这种工业化生产的输液产品在第二次世界大战中被大量应用于伤病员的抢救。

由于第二次世界大战的爆发,20世纪40年代后,护士逐渐替代医生成为静脉治疗的主要执行者,护理工作的职责范围得到扩展,静脉治疗的护理实践迅速发展。

20世纪50年代,一次性物品诞生。1957年,发明了一次性头皮针。此前,输液工具为羽毛卷片、动物静脉、动物膀胱、塑料橡胶制品及注射器针头。国内只能生产少量墨菲滴管,这些滴管质量差,导致输液反应频繁发生。

20世纪60年代,静脉治疗的产品、给药方式、药物配置方式呈现多样化。不仅有了超过200种的静脉输注产品,1964年,美国BD公司还发明了第一代静脉留置针。1967年,肠外营养之父美国外科医生 Dr. Stanley J. Dudrick 成功经锁骨下静脉穿刺将导管置入上腔静脉输注高浓度葡萄糖和蛋白质,促进了中心静脉治疗的发展。1969年美国俄亥俄州大学医院建立了世界上第一个静脉药物配置中心(pharmacy intravenous admixture services,PIVAS),开创了药学人员监管,静脉药物集中配置、混合、检查、分发的操作模式与管理模式。PIVAS由专职技术人员操作,利用空气净化装置提供可控制的无微粒、无细菌、安全的药物配置环境,使静脉输入的药液从生产到临床使用得到链条式的全程监控,提高了静脉用药的安全性,并降低了医务人员的职业暴露,使静脉治疗更加安全、便捷。与此同时,静脉治疗工具的性能不断优化,在保证功能的前提下,最大限度地降低对血管的损伤和提高人体的舒适性。

20世纪70年代,临床上出现了移动输液装置、输液泵、自控泵等新型静脉治疗的设备,使静脉治疗更加安全、便捷。

20世纪80年代中期,输液器开始采用一次性塑料输液管,输液反应减少,这为静脉输液的广泛应用创造了基本条件。静脉输液治疗作为一门专业学科得到认可,并发展为治疗学的分支学科。精尖技术在临床广泛应用,静脉输液工具得到飞速发展,移动式输液装置、输液泵、自控麻醉泵等开始应用于临床。另外,20世纪80年代国内开始应用静脉留置针,输液材料更为安全。完全植入式静脉输液装置(TIVAPs)已经普遍应用于肿瘤患者中,方便患者化疗和其他常规治疗。此后,通过中心静脉输液工具进行静脉输液治疗变得越来越普遍,使静脉治疗更加安全、便捷。与此同时,静脉治疗工具的性能不断优化,在保证功能的前提下,最大限度地降低对血管的损伤和提高人体的舒适性。20世纪80年代首次报道护士因针刺伤感染HIV事件,随后护理人员的职业安全受到重视,增加了针刺伤防护流程,许多安全型静脉输液产品,如安全型静脉留置针、安全性注射器、无针附加装置等面市,减少了针刺伤的发生。

20世纪90年代,欧美国家在玻璃输液瓶、聚氯乙烯(PVC)输液袋的基础上,又开发生产了非PVC复合膜(多层共挤膜)输液袋。随着我国的静脉输液技术开始快速发展与革新,静脉输液工具更为先进。医疗体制改革后,我国开始在病房应用静脉留置针输液。同期,静脉输液工具的选择更加多样化。20世纪90年代中后期,外周置入中心静脉导管(PICC)引入我国,主要应用于胃肠外营养和肿瘤化疗。1998年,我国批准全密闭式软袋输液系统,全密闭式安全输液理念引入我国并开始受到关注,使静脉输液治疗安全性得到了提升。

## 三、走向成熟阶段

1999年,中华护理学会静脉输液治疗专业委员会在北京成立,代表我国静脉输液技术逐渐走向成熟。2001年后,各种材质和形式的PICC和输液港开始广泛应用于临床。2005年,我国修改采用依据国际标准化组织(ISO)标准而颁布一次性使用输液器国家标准(GB8368-2005),标志着我国静脉输液工具的应用标准正式与国际接轨。随着塑化剂对人体的危害及避免各种静脉输液安全隐患越来越受到关注和重视,非PVC全密闭式输液软袋越来越被我国医护人员接受。

## 四、成熟阶段

随着医学及护理学技术的飞速发展,静脉输液治疗理念随之发展成熟,出现了两个观念。

1. **被动静脉输液治疗** 以完成任务性质习惯性地使用静脉输液器材(如一次性静脉输液钢针),事先没有对患者做系统、准确的评估,就开始静脉输液治疗。其结果是反复的外周静脉穿刺,可能由于药物特性引发严重并发症,使中心静脉穿刺变得更费时费力。

2. **主动静脉输液治疗** 对患者病情、治疗需要和血管通道器材等主动地进行评估,从而选择合适的血管通道、器材为患者进行静脉输液治疗,主动地

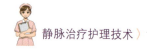

完成护理评估程序。

2012年,临床护理提出了安全输液及舒适护理的新理念,强调安全输液不仅包括患者安全,也要注意护士安全。一次性静脉输液钢针是临床上最主要的输液方式。2014年推出做到全疗程"一针治疗",建立"无钢针病房"的静脉输液治疗最新理念,减少患者血管损伤。目前,静脉输液治疗最佳实践标准是程序化操作,减少穿刺次数、并发症、住院费用、针刺伤及劳动强度,为患者提供高质量的静脉输液治疗护理服务,提高患者满意度。

## 五、21世纪——现代静脉输液治疗的多样化应用阶段

21世纪,静脉输液治疗应用范畴更加广泛。主要包括以下几个方面:液体与电解质治疗、抗感染治疗、抗肿瘤治疗、全血和血液成分输注、镇痛与全胃肠外营养(TPN)支持治疗等。绝大多数的液体和药品治疗都可由静脉输液护士来完成。目前,静脉输液治疗给药方式更加多样化,如PICC、中长导管、隧道式导管、埋藏式输液港等在临床上得到广泛应用。在临床工作中,有多种输液装置可供选择,过滤器和各种电子输液装置用于多种联合复杂的静脉输液治疗。静脉输液治疗更加安全,同时也对静脉输液护士提出了更高的要求。

# 第一章 外周静脉导管

## 第一节 一次性静脉输液钢针

### 一、概述

一次性静脉输液钢针（disposable intravenous fluids steel needle）于1962年问世，是医护人员对患者进行外周静脉采血和短期静脉穿刺治疗的常用工具，属于国家第三类管理器械，其使用风险高，是目前最基础的外周静脉输液工具。它具有操作简单、易穿刺、经济、使用方便等优点，其缺点为保留时间短、易损伤血管发生渗漏、增加患者痛苦和护士的工作量。根据其功能分为静脉采血针和静脉输液针两类。结构包括穿刺钢针、保护帽、单翼或双翼穿刺手持柄、与钢针连接的延长管。材质为不锈钢，型号有 4（0.4 mm×16 mm）～12号（12 mm×31 mm）多种规格，成人一般使用 7 号针。

### 二、规格及适用人群

1. **规格** 一次性静脉输液钢针的规格是指针头外径的大小，通常以针翼颜色进行区分（表1-1-1）。

表1-1-1 一次性静脉输液钢针的规格

| 规格 | 色标 | 规格 | 色标 |
| --- | --- | --- | --- |
| 0.45×15 Ⅰ(Ⅱ)RWLB | 褐色 | 0.6×25 Ⅰ(Ⅱ)TWLB | 深蓝 |
| 0.5×20 Ⅰ(Ⅱ)RWLB | 橙色 | 0.7×13 Ⅰ(Ⅱ)TWLB | 黑色 |
| 0.5×20 Ⅰ(Ⅱ)TWLB | 橙色 | 0.7×25 Ⅰ(Ⅱ)TWLB | 黑色 |
| 0.55×15 Ⅰ(Ⅱ)RWLB | 中紫 | 0.8×28 Ⅰ(Ⅱ)TWLB | 深绿 |

(续表)

| 规格 | 色标 | 规格 | 色标 |
|---|---|---|---|
| 0.55×20 Ⅰ(Ⅱ)RWLB | 中紫 | 0.9×28 Ⅰ(Ⅱ)TWLB | 黄色 |
| 0.60×20 Ⅰ(Ⅱ)TWLB | 深蓝 | 1.2×28 Ⅰ(Ⅱ)TWSB | 粉红 |

注：Ⅰ表示普通静脉输液针，Ⅱ表示有针尖屏蔽装置静脉输液针。

**2. 适应人群** 一次性静脉输液钢针选择原则：在满足静脉输液治疗需要的前提下，选择最小型号的一次性静脉输液钢针。根据年龄及血管条件选择不同规格(见表1-1-1)，以及不同临床使用型号(表1-1-2)的一次性静脉输液钢针。

表1-1-2 一次性静脉输液钢针的临床使用型号

| 患者 | 一次性静脉输液钢针的型号(mm) |
|---|---|
| 新生儿 | 0.45 |
| 婴幼儿 | 0.50 |
| 成年人 | 0.65~0.70 |
| 老年人 | 0.55~0.70 |
| 静脉采血 | 0.70~1.20 |

## 三、使用原则

**1. 适应证**

(1) 宜用于短期单次(<4小时)的静脉输液治疗。

(2) 非刺激性、非腐蚀性等渗液体静脉输液治疗。

(3) 单次采取患者血标本。

**2. 相对禁忌证**

(1) 长期静脉输液治疗。

(2) 腐蚀性药液。

(3) 肠外营养。

(4) 下肢血管穿刺。

**3. 绝对禁忌证**

(1) 刺激性药物、发泡剂及化疗药物。

(2) pH值低于5或高于9的液体或药液。

(3) 渗透压＞600 mmol/L 的液体药物。

(4) 瘫痪侧肢体、血栓侧肢体、手术侧肢体。

(5) 皮肤完整性受损部位。

## 四、操作技术

**1. 用物准备** 治疗盘(止血带、输液器、头皮针、胶布、棉签、2％葡萄糖酸氯己定醇皮肤消毒液、酒精棉球)、弯盘、治疗巾、药物(遵医嘱准备)、输液单、输液巡视单、砂轮、医嘱单、输液贴。

**2. 操作流程** 具体操作流程如图 1-1-1。

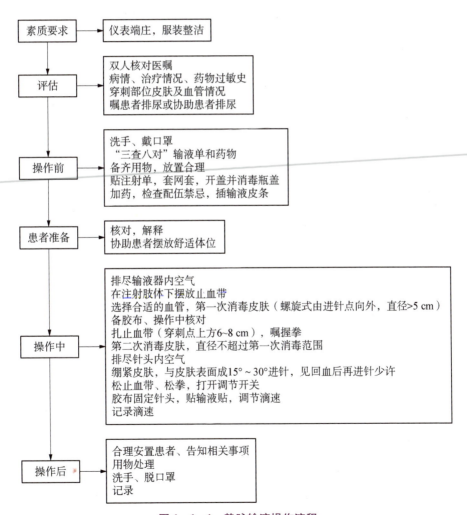

图 1-1-1 静脉输液操作流程

**3. 评分标准** 具体评分标准见表1-1-3。

表1-1-3 评分标准

| 项目 | 分值 | 考核要点 | 扣分原因 | 扣分 | 得分 |
|---|---|---|---|---|---|
| 素质要求 | 5 | 仪表端庄,服装整洁 | 一项不符合要求-1 | | |
| 评估 | 3 | 双人核对医嘱 | 少核对一项-1;未双人核对-2 | | |
| | 3 | 评估患者病情、治疗情况、药物过敏史 | 一项未评估-1 | | |
| | 2 | 评估穿刺部位皮肤及血管情况 | 一项未评估-1 | | |
| | 2 | 嘱患者解尿或助患者排尿 | 缺项-2 | | |
| 操作前 | 2 | 洗手、戴口罩 | 缺一项-1 | | |
| | 3 | 备齐用物,放置合理 | 缺一用物-1 | | |
| 操作中 | 5 | 核对检查药物方法正确 | 少核对一项-1 | | |
| | 5 | 加药(吸药)方法正确 | 一项不符合要求-1 | | |
| | 4 | 贴注射单,套网套,开盖并消毒瓶盖 | 一项不符合要求-1 | | |
| | 2 | 患者体位摆放舒适 | 缺项-2 | | |
| | 2 | 排尽输液器内空气 | 不符合要求-2 | | |
| | 2 | 注射肢体下摆放止血带 | 不符合要求-2 | | |
| | 2 | 选择合适血管 | 不符合要求-2 | | |
| | 4 | 消毒皮肤 | 范围不符合要求-2;消毒方法不正确-2 | | |
| | 3 | 备胶布、穿刺前再次核对 | 未备胶布-1;未正确核对-2 | | |
| | 2 | 扎止血带(穿刺点上方6~8cm),嘱握拳 | 一项不符合要求-1 | | |
| | 3 | 静脉穿刺一次成功 | 穿刺不成功-3 | | |
| | 4 | 再次消毒皮肤 | 范围不符合要求-2;消毒方法不正确-2 | | |
| | 2 | 排尽针头内空气 | 一次未排尽-2 | | |

(续表)

| 项目 | 分值 | 考核要点 | 扣分原因 | 扣分 | 得分 |
|---|---|---|---|---|---|
| | 5 | 绷紧皮肤,与皮肤表面成15°～30°进针,见回血后再进针少许 | 一项不符合-1 | | |
| | 3 | 松开止血带、松拳,打开调节开关 | 一项未完成-1 | | |
| | 2 | 胶布固定针头,贴输液贴,调节滴速 | 一项不正确-1 | | |
| | 2 | 记录时间、滴速 | 未记录-2 | | |
| 操作后 | 2 | 合理安置患者 | 不符合要求-2 | | |
| | 3 | 告知相关事项 | 未告知-3;告知不全面-2 | | |
| | 4 | 处理用物方法正确 | 一项不符合-1 | | |
| | 2 | 洗手 | 未洗手-2 | | |
| | 2 | 正确记录 | 记录不符合要求-2 | | |
| 评价 | 1 | 与患者交流时态度和蔼、语言文明 | 不符合要求-1 | | |
| | 2 | 步骤正确、操作熟练 | 一项不符合-1 | | |
| | 2 | 操作时间符合标准 | 不符合要求-2 | | |
| 理论提问 | 4 | 表述清楚、音量适中 | 一项不符合要求-2 | | |
| | 6 | 回答内容正确 | 一题不正确-3 | | |
| 总分 | | 100 | | | |

**4. 操作图解** 具体操作步骤如下。

(1) 评估患者,选择静脉(图1-1-2,图1-1-3)。

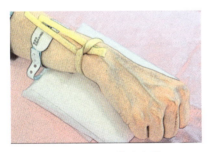

图1-1-2 扎止血带

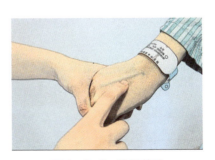

图1-1-3 选择静脉

(2) 铺治疗巾、止血带，嘱患者握拳（图 1-1-4，图 1-1-5）。

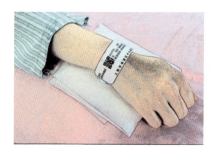

图 1-1-4　铺治疗巾

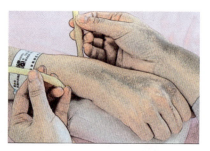

图 1-1-5　嘱患者握拳

(3) 消毒、待干、准备胶布，排气（图 1-1-6～图 1-1-8）。

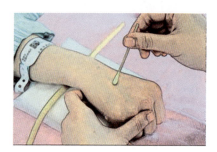

图 1-1-6　消毒

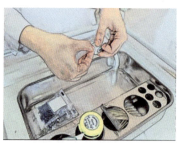

图 1-1-7　准备胶布

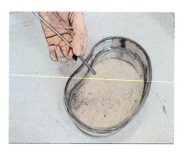

图 1-1-8　排气

(4) 进针、松开止血带、松拳、松开调节器（图 1-1-9～图 1-1-12）。
(5) 固定、调节滴速，再次核对记录（图 1-1-13～图 1-1-15）。

**5. 注意事项**

(1) 严格执行无菌操作。

第一章 外周静脉导管

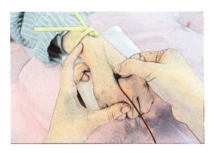
图1-1-9 进针

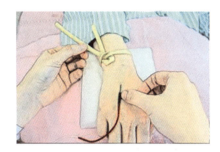
图1-1-10 松开止血带

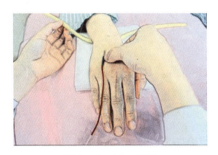
图1-1-11 松拳

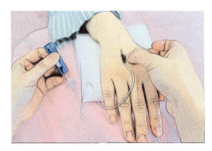
图1-1-12 松开调节器

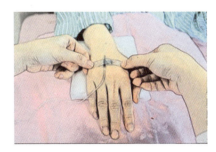
图1-1-13 胶布固定

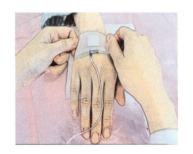
图1-1-14 输液贴固定

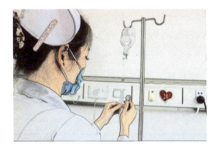
图1-1-15 调节滴速

(2)注意"三查八对"。

(3)密切观察有无输液反应。

## 第二节　经外周短导管

### 一、概述

外周静脉导管是20世纪60年代开始出现的由生物原材料制成套管针的外周静脉留置针(peripheral venous，PVC)，其套管材料较柔软，固定方便，可在静脉内留置，无须每天穿刺，不易发生液体外渗，具有保护血管的作用，还可减少患者反复穿刺造成的血管损伤和痛苦。同时还能减轻护士的工作量，提高护士工作效率。其留置时间是3～4天(72～96小时)。

### 二、规格及适用人群

外周静脉导管可用于静脉输液、输血、动脉及静脉采血、动脉压的监测等。留置针选择的原则：根据治疗方案选择外管径最细、管腔数量最少、创伤性最小的血管通路装置。

1. **种类的选择**　外周静脉导管的种类及适用人群如表1-2-1所示。

表1-2-1　外周静脉导管的种类及适用人群

| 种类 | 适用人群 | 优缺点 |
| --- | --- | --- |
| 开放式留置针 | 需监测血压或大量输血患者 | 输液快,易血液外溢 |
| 密闭式留置针 | 普通输液/输血患者 | 一体化设计便于操作,避免了血液外溢,两路管腔便于使用 |
| 普通型留置针 | 普通输液/输血患者 | 价廉物美,一体化设计,但易出现针刺伤 |
| 安全型留置针 | 特殊人群及普通输液/输血患者 | 防针刺伤,价格偏贵 |
| 正压型留置针 | 普通输液/输血患者 | 一体化设计,正压接头防血栓,价格偏贵 |

**2. 型号的选择** 外周静脉导管的种类及适用人群如表1-2-2所示。

表1-2-2 外周静脉导管的型号及适用人群

| 型号 | 颜色 | 适用人群 |
| --- | --- | --- |
| 14G | 橘色 | PICC盲穿 |
| 16G | 灰色 | 快速/大剂量输液 |
| 18G | 绿色 | 快速/大剂量输液,常规手术/输血 |
| 20G | 粉色 | 常规成人输液,常规手术/输血 |
| 22G | 蓝色 | 常规成人/小儿输液,小而脆静脉 |
| 24G | 黄色 | 小而脆静脉,常规小儿静脉 |
| 26G | 紫色 | 常规婴幼儿静脉输液 |

## 三、使用原则

### 1. 适用范围

（1）短期的静脉输液治疗,输液量较多的患者。

（2）老年人、婴幼儿、躁动不安的患者。

（3）输注全血或血液制品的患者。

（4）每天需要多次静脉注射无刺激性药物的患者。

（5）连续多次采集血标本的患者。

（6）做糖耐量试验的患者。

（7）穿刺困难的患者。

### 2. 慎用或禁用范围

（1）输入 pH<5 或 pH>9 的液体或药物。

（2）渗透压>600 mmol/L 的液体。

（3）肠外营养液（TPN）。

（4）腐蚀性药液。

## 四、穿刺部位及血管的选择

### 1. 穿刺部位

（1）成人首选前臂,如再次穿刺,穿刺点应位于前次穿刺部位的近心端。

(2) 儿童应考虑穿刺手部、前臂、上臂静脉。

(3) 新生儿应考虑头皮静脉穿刺。避开关节屈曲部位，包括手、手腕所有表面和肘窝部位，以及有瘢痕、炎症、硬结等部位。

(4) 避免穿刺接受过胸部手术（如腋窝淋巴结清扫、淋巴水肿或动静脉瘘/移植）而受影响的上肢静脉。

(5) 接受放射治疗后患侧或发生脑卒中（脑血管意外）后受影响的患肢。

(6) 儿童避免使用手部或用于吸吮的拇指/其他手指。

(7) 新生儿和儿童在接受先天性心脏缺陷缺损治疗后锁骨下动脉血流量可能减少，应避免穿刺右臂血管。

2. **血管选择**

(1) 选择原则：有弹性且粗、直、血流量丰富的手臂和前臂静脉。

(2) 不宜选择：①弹性差，有静脉瓣、静脉炎、静脉曲张的血管；②成人下肢静脉；③手腕内侧面血管。

## 五、操作技术

1. **用物准备** 治疗盘（止血带、输液器、留置针、胶布、棉签、皮肤消毒液、酒精棉球）、弯盘、治疗巾、药物（遵医嘱准备）、贴膜、输液巡视单、砂轮、医嘱单。

2. **操作流程** 具体操作流程如图 1-2-1 所示。

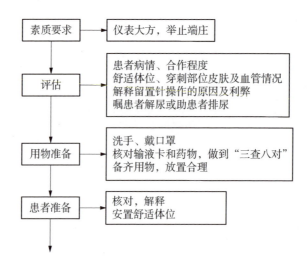

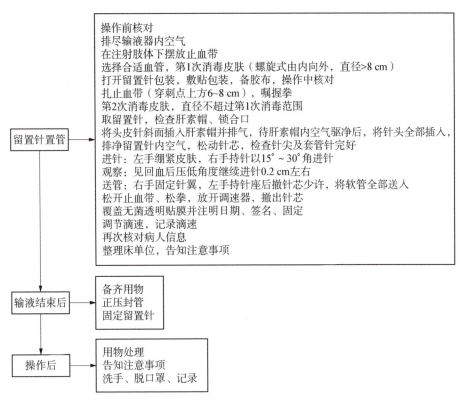

图 1-2-1 留置针置管操作流程

**3. 评分标准** 具体评分标准如表 1-2-3 所示。

表 1-2-3 评分标准

| 项目 | 分值 | 考核要点 | 扣分点 | 扣分 | 得分 |
|---|---|---|---|---|---|
| 素质要求 | 5 | 仪表端庄,服装整洁 | 一项不符合要求-1 | | |
| 评估 | 3 | 双人核对医嘱 | 少核对一项-1;未双人核对-2 | | |
| | 3 | 评估患者病情、治疗情况、药物过敏史 | 一项未评估-1 | | |
| | 2 | 评估穿刺部位皮肤及血管情况 | 一项未评估-1 | | |
| 操作前 | 2 | 嘱患者解尿或助患者排尿 | 不符合要求-2 | | |
| | 2 | 洗手、戴口罩 | 不符合要求-2 | | |
| | 2 | 备齐用物,放置合理 | 缺一用物-1 | | |

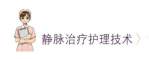

(续表)

| 项目 | 分值 | 考核要点 | 扣分点 | 扣分 | 得分 |
|---|---|---|---|---|---|
| 操作中 | 2 | 向患者解释目的与注意事项 | 不符合要求－2 | | |
| | 2 | 患者体位摆放舒适 | 不符合要求－2 | | |
| | 2 | 操作前核对 | 不符合要求－2 | | |
| | 2 | 插输液器,排气(一次成功、药液不浪费) | 不符合要求－2 | | |
| | 2 | 评估并选择血管(粗直、弹性好、血流丰富,避开关节和静脉瓣血管),扎止血带,嘱握拳,选择血管后松开止血带 | 一项不符合要求－1 | | |
| | 2 | 选择合适留置针,正确打开留置针包装,完全打开包装纸 | 不符合要求－2 | | |
| | 2 | 准备胶布、无菌透明贴膜(保持无菌) | 不符合要求－2 | | |
| | 2 | 再次核对 | 不符合要求－2 | | |
| | 2 | 扎止血带(穿刺点上方6~8cm),松紧适宜,嘱握拳 | 一项不符合要求－1 | | |
| | 2 | 第2次消毒皮肤,直径不超过第1次消毒范围 | 不符合要求－2 | | |
| | 2 | 取留置针,检查肝素帽、锁合口 | 不符合要求－2 | | |
| | 2 | 将头皮针斜面插入肝素帽并排气,待肝素帽内空气驱净后,将针头全部插入,排净留置针内空气 | 不符合要求－2 | | |
| | 2 | 松动针芯:左手示指、中指固定针翼(多点面朝外),拇指和无名指固定连接座;右手持白色激活柄向右转动针芯,将针尖斜面朝向左侧,右手夹紧双翼,针尖斜面向上 | 一项不符合要求－1 | | |
| | 2 | 检查针尖及套管针完好 | 不符合要求－2 | | |
| | 2 | 左手绷紧皮肤,右手持针以15°~30°角进针 | 不符合要求－2 | | |
| | 2 | 见回血后,压低角度继续进针0.2cm左右 | 不符合要求－2 | | |

(续表)

| 项目 | 分值 | 考核要点 | 扣分点 | 扣分 | 得分 |
|---|---|---|---|---|---|
| | 2 | 送导管:松开双翼,右手固定针翼,左手持针座后撤针芯少许,将软管全部送入血管 | 不符合要求-2 | | |
| | 2 | 松开止血带,嘱患者松拳,打开调速器 | 不符合要求-2 | | |
| | 2 | 撤针芯:左手固定双翼,右手持针芯柄快速持续拔出针芯 | 不符合要求-2 | | |
| | 2 | 以穿刺点为中心,覆盖无张力贴膜 | 不符合要求-2 | | |
| | 2 | 贴膜上注明留置日期并签名、固定 | 不符合要求-2 | | |
| | 2 | 根据病情调节滴速、观察、记录 | 一项不符合要求-1 | | |
| | 2 | 再次核对 | 不符合要求-2 | | |
| | 2 | 告知患者注意事项,定时观察补液是否通畅,穿刺点有无红肿、外渗等 | 一项不符合要求-1 | | |
| 输液结束后 | 2 | 核对药液;检查注射器 | 一项不符合-1 | | |
| | 2 | 抽吸生理盐水5ml | 一项不符合-1 | | |
| | 2 | 脉冲式推注封管液(正压封管) | 一项不符合要求-1 | | |
| | 2 | 固定留置针 | 不符合要求-2 | | |
| 操作后 | 2 | 合理安置患者 | 不符合要求-2 | | |
| | 2 | 告知相关注意事项 | 不符合要求-2 | | |
| | 2 | 处理用物方法正确 | 一项不符合-1 | | |
| | 2 | 洗手 | 未洗手-2 | | |
| | 2 | 正确记录 | 不符合要求-2 | | |
| 评价 | 1 | 与患者交流时态度和蔼、语言文明 | 不符合要求-1 | | |
| | 2 | 步骤正确、操作熟练 | 一项不符合-1 | | |
| | 2 | 操作时间符合标准 | 不符合要求-2 | | |
| 理论提问 | 4 | 表述清楚、音量适中 | 一项不符合要求-2 | | |
| | 6 | 回答内容正确 | 一题不正确-3 | | |
| 总分 | | 100 | | | |

**4. 操作图解** 具体操作步骤如下。

（1）评估患者，选择静脉（图1-2-2，图1-2-3）。

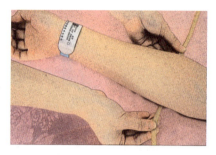
图1-2-2 扎止血带

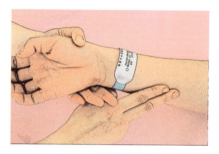
图1-2-3 选择静脉

（2）检查、准备贴膜；打开、检查留置针（图1-2-4～图1-2-8）。

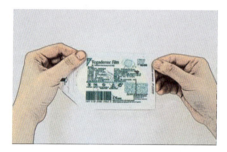
图1-2-4 检查贴膜外包装

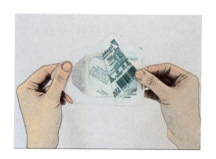
图1-2-5 撕开外包装

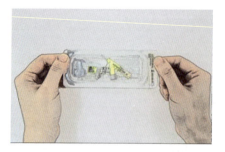
图1-2-6 检查留置针外包装

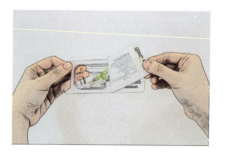
图1-2-7 撕开外包装

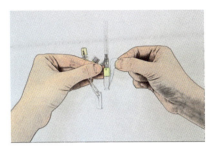

图 1-2-8 检查留置针

（3）排气；消毒、待干（图 1-2-9～图 1-2-11）。

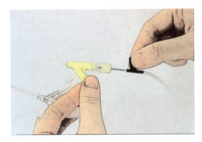

图 1-2-9 头皮针插入肝素帽

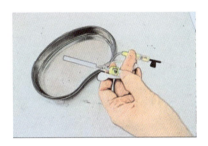

图 1-2-10 排气

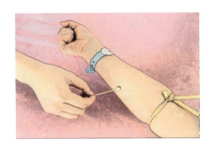

图 1-2-11 消毒

（4）进针、退针、松开止血带、松拳（图 1-2-12～图 1-2-14）。

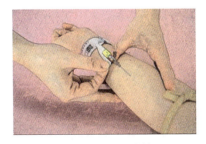

图 1-2-12 进针

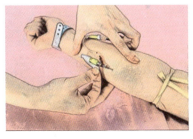

图 1-2-13 退针芯

静脉治疗护理技术

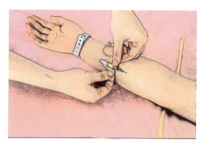

图 1-2-14 松开止血带

（5）固定、调节滴速，再次核对记录（图 1-2-15～图 1-2-17）。

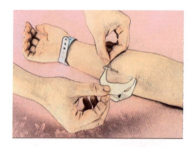

图 1-2-15 贴敷贴

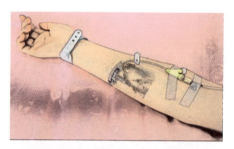

图 1-2-16 注明留置日期并签名

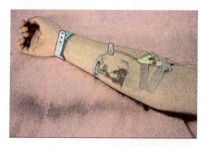

图 1-2-17 胶布固定

（6）留置导管接液体：评估、消毒接口，连接导管（图 1-2-18～图 1-2-21）。

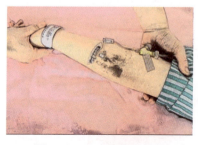

图 1-2-18 评估穿刺点

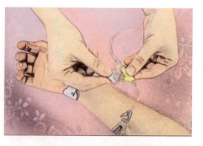

图 1-2-19 消毒接口

第一章 外周静脉导管

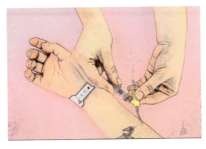
图 1-2-20　连接导管

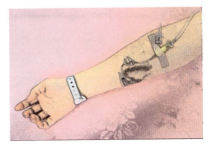
图 1-2-21　固定留置针

（7）冲封管（图 1-2-22～图 1-2-24）。

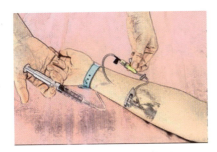
图 1-2-22　脉冲式推注

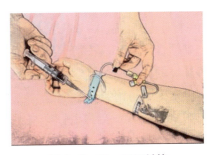
图 1-2-23　正压封管

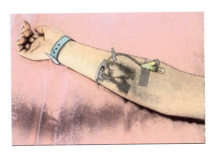
图 1-2-24　固定留置针

**5. 注意事项**

（1）穿刺前查对，解释使用外周静脉留置针的目的、注意事项及配合要求。

（2）穿刺次数≤2 次，如总次数＞4 次，需采取其他血管通路治疗方案。

（3）拔出针芯时避免将外导管拔出，将拔出的针芯放入锐器盒内，防止针刺伤。

（4）留置针应固定牢固，避免过松或过紧，使用透明贴膜便于观察穿刺点的情况，避免穿刺点及周围污染。

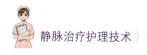

(5) 防止血液回流引起导管阻塞。

(6) 消毒后的止血带，单人单次使用。

(7) 对静脉穿刺困难的患者，可使用血管可视化技术协助穿刺。

## 第三节　经外周中长导管

### 一、概述

外周中长导管(midline catheter，MC)，是指在无菌技术下经外周静脉(贵要静脉、肘正中静脉、肱静脉、头静脉等)将导管置入腋静脉，尖端位于腋窝水平，但未到达中心静脉。改良型中长导管尖端位置从腋窝水平或肩下部静脉改变到锁骨下静脉，适用于较长时间的静脉输液治疗。长度为 25～30 cm，发生静脉炎的比例较外周静脉短导管低。主要用于接受生理性 pH 值、无刺激的等渗溶液或药物的治疗。

1950 年首次应用导引针穿刺用于 1 周输液的外科病人，导管置入至锁骨下静脉，但因材质硬、操作粗暴，限制了中线导管的早期使用。1980 年经过改进发明了可撕裂穿刺鞘，护士可在床边肘下置管。1990 年材质更新出现了弹性凝胶材质的中线导管，导致了一系列过敏反应和静脉炎，最终退出市场。2000 年开始广泛应用的中线导管穿刺手法为：可撕裂鞘盲穿、塞丁格尔(Seldinger)穿刺技术。2016 年再次研发结构更新，出现了三向瓣膜式中长导管取代末端开口的中长导管，显著降低了血管堵塞的发生率，预连式导管减轻了护士的工作量。

### 二、规格及适用人群

中长导管分为单腔和双腔两种，其大小、规格以针座颜色表示，各厂家生产的规格及颜色不同。以美国巴德公司生产的中长导管规格为例，如表 1-3-1 所示。

表 1-3-1　PICC 导管型号

| 型号 | 针头长度(mm) | 导管长度(cm) | 型号 |
|---|---|---|---|
| 15 G | 35 | 20 | 5 Fr |
| 16 G | 30 | 25 | 4 Fr |

（续表）

| 型号 | 针头长度(mm) | 导管长度(cm) | 型号 |
|---|---|---|---|
| 17G | 35 | 20 | 4Fr |
| 18G | 30 | 25 | 3Fr |
| 21G | 35 | 20 | 2Fr |
| 25G | 35 | 20 | 5Fr |
| 27G | 35 | 20 | 4Fr |

## 三、使用原则

### 1. 适应证

（1）预计治疗时间1～4周的患者。

（2）持续输注等渗或接近等渗的药物。

（3）短期静脉注射万古霉素的患者（<6天的治疗）。

（4）需持续镇静与镇痛的患者。

（5）间歇性或短期输注高渗透压、腐蚀性药物等（因存在未能被检测的外渗风险，需谨慎）。

### 2. 禁忌证

（1）避免持续输注发泡剂类药物。

（2）导管尖端未达腋静脉胸段或锁骨下静脉的情况下，不宜用于胃肠外营养、渗透压>900 mmol/L的补液治疗。

（3）有血栓、高凝血状态病史、四肢静脉血流降低（如麻痹、淋巴水肿、矫形、神经系统疾病），终末期肾病需要静脉保护时。

（4）乳腺手术清扫腋窝淋巴结，或淋巴水肿的患者。

（5）拟穿刺肢体部位有疼痛、感染、血管受损（瘀斑、渗出、静脉炎、硬化等）、计划手术或放疗的区域均不宜置管。

## 四、穿刺方法及穿刺部位的选择

各穿刺部位的选择如表1-3-2所示。

表 1-3-2 穿刺部位的选择

| 静脉选择 | 优 点 | 缺 点 |
|---|---|---|
| 贵要静脉 | 粗、直、分支少（临床较理想的穿刺血管） | 易损伤神经 |
| 肘正中静脉 | 显影效果好，常规穿刺优选 | 形成血栓风险较贵静脉高 |
| 头静脉 | 无 | 细、窄，不易送管，易发生血栓 |

## 五、操作技术

### （一）经外周中长导管穿刺技术

**1. 用物准备**

（1）置管前向患者进行术前宣教，并签署知情同意书，开具医嘱。

（2）治疗车、快速手消毒液、无菌物品（生理盐水 40～100 ml、20 ml 注射器 2 副、中长导管穿刺套件）、皮尺、止血带、治疗盘、抗过敏胶布、贴膜、75％酒精、2％葡萄糖酸氯己定皮肤消毒液、2％利多卡因 1 支、弹性绷带。

**2. 操作流程** 具体操作流程如图 1-3-1 所示。

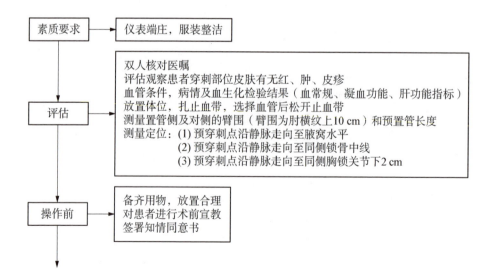

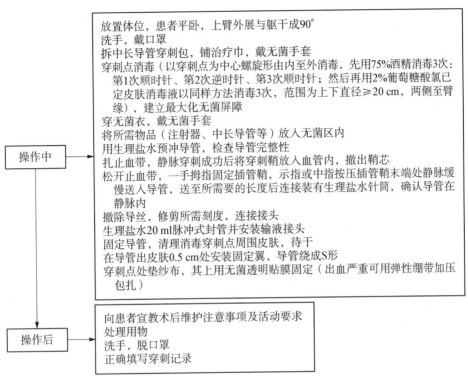

图1-3-1 经外周中长导管穿刺操作流程

**3. 评分标准** 具体评分标准如表1-3-3所示。

表1-3-3 评分标准

| 项目 | 分值 | 考核要点 | 扣分原因 | 扣分 | 得分 |
|---|---|---|---|---|---|
| 素质要求 | 5 | 仪表端庄,服装整洁 | 一项不符合要求-1 | | |
| 评估 | 3 | 双人核对医嘱 | 少核对一项-1;未双人核对-2 | | |
| | 3 | 评估观察患者穿刺部位皮肤有无红、肿、皮疹 | 一项未评估-1 | | |
| | 2 | 评估患者血管条件、病情及血象 | 一项未评估-1 | | |
| | 2 | 放置体位,扎止血带,选择血管后松开止血带 | 一项不符合要求-1 | | |
| | 2 | 测量置管侧及对侧的臂围 | 一项不符合要求-1 | | |
| | 3 | 测量定位 | 不符合要求-3 | | |

(续表)

| 项目 | 分值 | 考核要点 | 扣分原因 | 扣分 | 得分 |
|---|---|---|---|---|---|
| 操作前 | 3 | 备齐用物,放置合理 | 缺一用物-1 | | |
| | 3 | 对患者进行术前宣教 | 一项不符合要求-1 | | |
| | 2 | 签署知情同意书 | 一项不符合要求-1 | | |
| 操作中 | 2 | 放置体位正确 | 缺项-1 | | |
| | 2 | 洗手,戴口罩 | 缺一项-1 | | |
| | 3 | 拆中长导管穿刺包,铺治疗巾,戴无菌手套 | 一项不符合要求-1 | | |
| | 2 | 穿刺点消毒 | 不符合要求-2 | | |
| | 2 | 建立最大化无菌屏障 | 不符合要求-2 | | |
| | 2 | 穿无菌衣,戴无菌手套 | 一项不符合要求-1 | | |
| | 2 | 所需物品放入无菌区内 | 一项不符合要求-1 | | |
| | 2 | 用生理盐水预冲导管 | 一项不符合要求-1 | | |
| | 2 | 检查导管完整性 | 不符合要求-2 | | |
| | 2 | 扎止血带,穿刺,撤出鞘芯 | 一项不符合要求-1 | | |
| | 2 | 松开止血带,固定手法正确 | 一项不符合要求-1 | | |
| | 2 | 送入导管,送至所需的长度 | 一项不符合要求-1 | | |
| | 2 | 确认导管在静脉内 | 不符合要求-2 | | |
| | 2 | 撤除导丝,连接接头 | 一项不符合要求-1 | | |
| | 3 | 脉冲式封管 | 不符合要求-3 | | |
| | 2 | 安装输液接头 | 不符合要求-2 | | |
| | 2 | 固定导管,清理消毒穿刺点周围皮肤,待干 | 一项不符合要求-1 | | |
| | 3 | 安装固定翼,确保位置、方法正确 | 一项不符合要求-1 | | |
| | 3 | 加压包扎、固定,方法正确 | 一项不符合要求-1 | | |
| 操作后 | 3 | 向患者宣教术后维护注意事项及活动要求 | 一项不符合要求-1 | | |
| | 4 | 处理用物 | 错误一项-1 | | |
| | 2 | 洗手,脱口罩 | 缺一项-1 | | |
| | 2 | 正确填写穿刺记录 | 记录不符合要求-2 | | |

(续表)

| 项目 | 分值 | 考核要点 | 扣分原因 | 扣分 | 得分 |
|---|---|---|---|---|---|
| 评价 | 5 | 与患者交流时态度和蔼、语言文明 | 不符合要求 -5 | | |
| | 2 | 步骤正确、操作熟练 | 一项不符合 -1 | | |
| | 2 | 操作时间符合标准 | 不符合要求 -2 | | |
| 理论提问 | 4 | 表述清楚、音量适中 | 一项不符合要求 -2 | | |
| | 6 | 回答内容正确 | 一题不正确 -3 | | |
| 总分 | | 100 | | | |

4. **操作图解** 具体操作步骤如下。

(1) 放置体位,铺治疗巾(图1-3-2)。

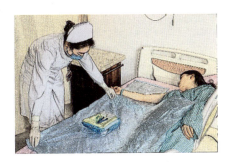

图1-3-2 铺治疗巾

(2) 消毒穿刺点,建立最大无菌屏障(图1-3-3~图1-3-5)。

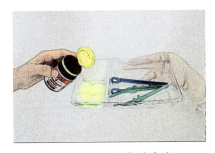

图1-3-3 准备消毒液

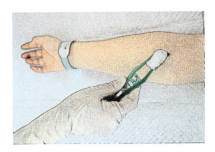

图1-3-4 消毒穿刺点

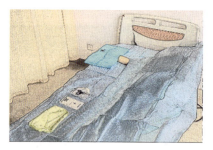

图1-3-5 最大无菌屏障

(3) 将所有用物放置无菌区内(图1-3-6,图1-3-7)。

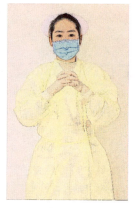
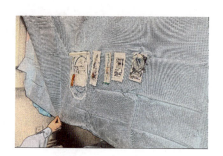

图1-3-6 穿无菌衣、戴无菌手套　　图1-3-7 放置物品

(4) 预冲导管,确认导管完整性(图1-3-8)。

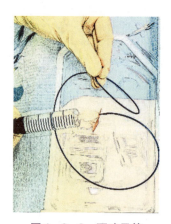

图1-3-8 预冲导管

(5) 穿刺导管(图 1-3-9～图 1-3-12)。

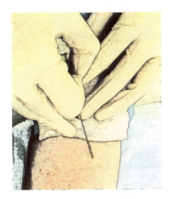

图 1-3-9 进针

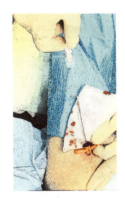

图 1-3-10 撤出鞘芯

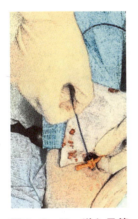

图 1-3-11 送入导管

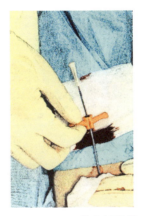

图 1-3-12 撤出插管鞘

(6) 确认导管位置,撤除导丝,修剪导管,连接输液接头(图 1-3-13～图 1-3-15)。

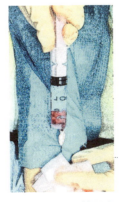

图 1-3-13 抽回血

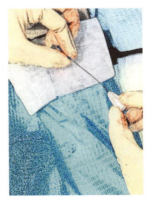

图 1-3-14 撤除导丝

静脉治疗护理技术

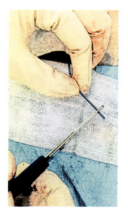

图 1-3-15　修剪导管

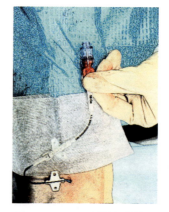

图 1-3-16　连接输液接头

(7) 固定导管(图 1-3-17,图 1-3-18)。

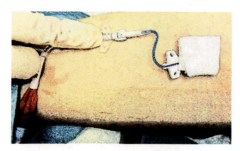

图 1-3-17　加压包扎

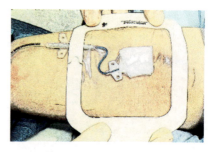

图 1-3-18　贴无菌贴膜

**5. 注意事项**

(1) 正确测量穿刺置入长度。

(2) 正确测量双上臂臂围。

(3) 穿刺后注意防止渗血。

(4) 妥善固定,防止滑脱。

(5) 做好患者健康教育,减少并发症的发生。

**(二) 经外周静脉置入中长导管维护技术**

**1. 用物准备**　治疗车、快速手消毒液、治疗盘、20 ml 注射器、生理盐水、PICC 维护包、2%葡萄糖酸氯己定皮肤消毒液。

**2. 操作流程**　具体操作流程如图 1-3-19 所示。

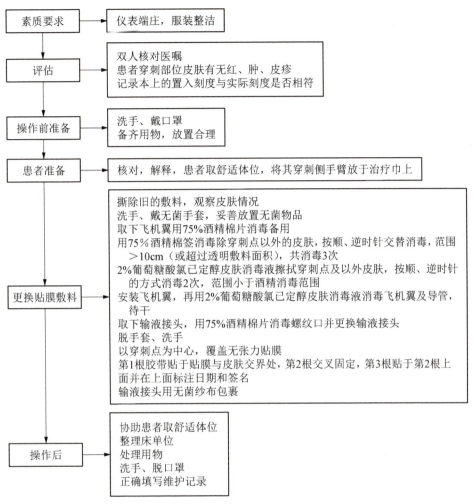

图 1-3-19 经外周静脉置入中长导管维护操作流程

**3. 评分标准** 具体操作流程如表 1-3-4。

表 1-3-4 评分标准

| 项目 | 分值 | 考核要点 | 扣分原因 | 扣分 | 得分 |
|---|---|---|---|---|---|
| 素质要求 | 5 | 仪表端庄,服装整洁 | 一项不符合要求 -1 | | |
| 评估 | 3 | 双人核对医嘱 | 少核对一项 -1;未双人核对 -2 | | |

(续表)

| 项目 | 分值 | 考核要点 | 扣分原因 | 扣分 | 得分 |
|---|---|---|---|---|---|
| 操作前 | 3 | 评估患者穿刺部位皮肤有无红、肿、皮疹 | 一项未评估-1 | | |
| | 2 | 记录本上的置入刻度与实际刻度是否相符 | 一项未评估-1 | | |
| | 2 | 洗手、戴口罩 | 缺一项-1 | | |
| | 3 | 备齐用物,放置合理 | 缺一用物-1 | | |
| 操作过程 | 2 | 核对,解释 | 缺一项-1 | | |
| | 2 | 患者取舒适体位 | 不符合要求-2 | | |
| | 2 | 将患者穿刺侧手臂放于治疗巾上 | 不符合要求-2 | | |
| | 3 | 撕除旧的敷料,观察皮肤情况 | 不符合要求-3 | | |
| | 3 | 洗手、戴无菌手套 | 一项不符合要求-1 | | |
| | 3 | 妥善放置无菌物品 | 一项不符合要求-1 | | |
| | 3 | 取下飞机翼用75%酒精棉片消毒备用 | 不符合要求-3 | | |
| | 3 | 用75%酒精棉签消毒除穿刺点以外的皮肤,按顺、逆时针交替消毒范围≥10 cm(或超过透明敷料面积) | 不符合要求-3 | | |
| | 2 | 消毒3次 | 不符合要求-2 | | |
| | 3 | 2%葡萄糖酸氯己定醇皮肤消毒液擦拭穿刺点及以外皮肤,按顺、逆时针的方式消毒2次 | 一项不符合要求-1 | | |
| | 2 | 范围小于酒精消毒范围 | 不符合要求-2 | | |
| | 3 | 安装飞机翼,再用2%葡萄糖酸氯己定醇皮肤消毒液消毒飞机翼及导管,待干 | 一项不符合要求-1 | | |
| | 3 | 取下输液接头,用75%酒精棉片消毒螺纹口并更换输液接头 | 一项不符合要求-1 | | |
| | 2 | 脱手套、洗手 | 一项不符合要求-1 | | |
| | 3 | 以穿刺点为中心,覆盖无张力贴膜 | 不符合要求-3 | | |

(续表)

| 项目 | 得分 | 考核要点 | 扣分原因 | 扣分 | 得分 |
|---|---|---|---|---|---|
| | 3 | 第1根胶带贴于贴膜与皮肤交界处 | 不符合要求-3 | | |
| | 3 | 第2根交叉固定 | 不符合要求-3 | | |
| | 3 | 第3根贴于第2根上面并在上面标注日期和签名 | 不符合要求-3 | | |
| | 3 | 输液接头用无菌纱布包裹 | 不符合要求-3 | | |
| 操作后 | 3 | 协助患者取舒适体位 | 不符合要求-3 | | |
| | 2 | 整理床单位 | 不符合要求-3 | | |
| | 4 | 处理用物 | 错误一项-1 | | |
| | 2 | 洗手、脱口罩 | 缺一项-1 | | |
| | 2 | 正确填写维护记录 | 记录不符合要求-2 | | |
| 评价 | 3 | 与患者交流时态度和蔼、语言文明 | 不符合要求-3 | | |
| | 2 | 步骤正确、操作熟练 | 一项不符合-1 | | |
| | 2 | 操作时间符合标准 | 不符合要求-2 | | |
| 理论提问 | 4 | 表述清楚、音量适中 | 一项不符合要求-2 | | |
| | 6 | 回答内容正确 | 一题不正确-3 | | |
| 总分 | | 100 | | | |

4. **操作图解**  具体操作步骤如下。

(1) 观察穿刺点及贴膜情况,物品准备(图1-3-20～图1-3-22)。

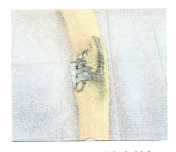

图1-3-20 观察穿刺点

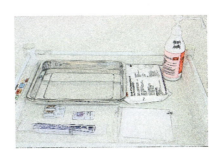

图1-3-21 物品准备

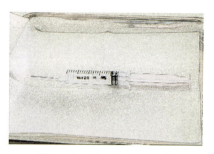

图 1-3-22 20ml 预冲液

(2) 撕除旧贴膜(必要时使用液状石蜡去除胶布印记)(图 1-3-23)。

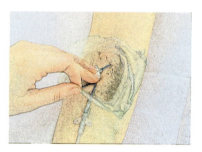

图 1-3-23 撕除贴膜

(3) 打开导管维护包(图 1-3-24)。

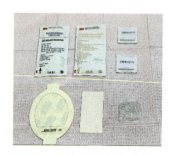

图 1-3-24 打开导管维护包

(4) 酒精消毒导管周边,2%氯己定消毒导管穿刺点(图 1-3-25,图 1-3-26)。

第一章 外周静脉导管

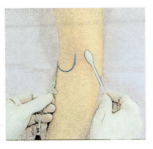 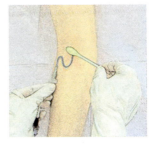

图1-3-25 酒精消毒导管周边　　图1-3-26 2%氯己定消毒导管穿刺点

（5）消毒飞机翼固定器，安装固定器（图1-3-27，图1-3-28）。

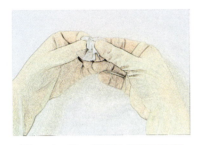 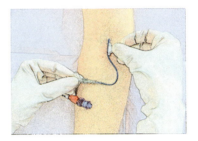

图1-3-27 消毒飞机翼固定器　　图1-3-28 安装固定器

（6）更换接头，消毒接口（图1-3-29～图1-3-31）。

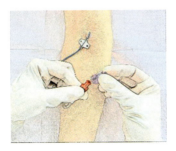 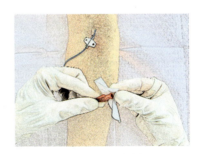

图1-3-29 更换接头　　图1-3-30 消毒接口

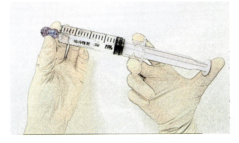

图1-3-31 预冲接头

(7) 冲管,固定贴膜(图1-3-32,图1-3-33)。

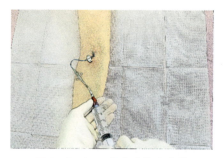 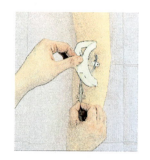

图1-3-32　脉冲式推注冲管　　　图1-3-33　用贴膜固定

(8) 撤去贴膜边缘,胶布交叉固定(图1-3-34～图1-3-36)。

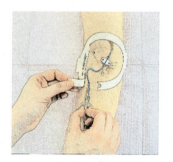 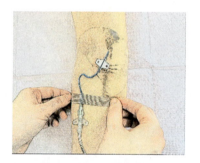

图1-3-34　撤去贴膜边缘　　　图1-3-35　胶布固定

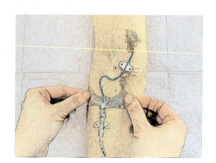

图1-3-36　胶布交叉固定

(9) 标注日期及填写维护记录(图1-3-37～图1-3-39)。

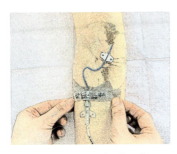

图 1-3-37 标注日期

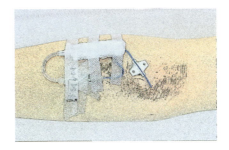

图 1-3-38 纱布包裹接口

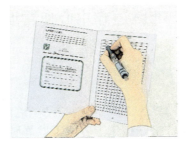

图 1-3-39 填写维护记录

#### 5. 注意事项

（1）严格无菌操作。

（2）保持敷贴清洁、干燥，每 7 天更换 1 次。若敷贴潮湿或污染应及时更换。

（3）操作过程中动作应轻柔，防止牵拉导管引起脱管或造成患者不适感。

（4）维护时应依次按照清洁、污染、感染、特殊感染的顺序进行，避免交叉感染。

（5）操作过程中患者有不适、生命体征及病情变化，应立即停止操作，通知医生给予及时处理。

（6）穿刺点局部皮肤出现红肿、有分泌物应及时通知医生。

# 第二章 中心静脉导管

## 第一节 非隧道式中心血管通路装置

### 一、概述

非隧道式中心静脉导管(central venous catheter,CVC),是指经锁骨下静脉、颈内静脉、股静脉置管,尖端位于上腔或下腔静脉的导管。使用中心静脉导管的患者一般需静脉治疗数天至数周,该导管已广泛用于静脉营养、化疗、大量输血、补液及中心静脉压测定。但是,置管引起的气胸、出血、导管相关性感染等并发症不容忽视,在置管及导管维护过程中如果操作不当,还可发生导管相关性血流感染、局部感染、静脉血栓、导管堵塞、穿刺处渗血、渗液、导管破损、导管滑脱等并发症。因此在临床工作中,只有规范导管维护操作流程,及时有效处理各种并发症,使中心静脉导管能够更久更好地应用于临床工作中,减少患者痛苦。

### 二、规格及型号

不同规格导管及其适应证如表2-1-1所示。

表2-1-1 中心静脉导管的类型和适应证

| 型号 | 规格 | 材质 | 适应证 |
| --- | --- | --- | --- |
| 单腔 | 14G、16G、18G、20G、24G | 普通导管、耐高压导管、抗感染和抑菌导管 | 使用药物单一 |
| 双腔 | 4Fr、5Fr、7Fr、8Fr | 普通导管、抗感染导管、抗感染和抑菌导管、血液透析导管 | 危重患者,需要监测指标或需要两路输液,血液透析 |

第二章　中心静脉导管

（续表）

| 型号 | 规格 | 材质 | 适应证 |
|---|---|---|---|
| 三腔 | 5.5Fr、7Fr、8.5Fr | 普通导管、抗感染导管、抗感染和抑菌导管、血液透析导管、漂浮导管 | 危重患者,需要监测指标或需要两路输液,漂浮导管 |
| 四腔 | 8.5Fr | 普通导管、抗感染导管、抗感染和抑菌导管、血液透析导管、漂浮导管 | 危重患者,需要监测指标或需要两路输液,漂浮导管 |

## 三、使用原则

### 1. 适用范围

（1）严重创伤、休克及急性循环衰竭等危重患者。

（2）需定期监测中心静脉压的患者。

（3）需中长期静脉输液、给药和静脉抗生素治疗的患者。

（4）全胃肠外营养治疗的患者。

（5）外周穿刺困难的患者。

（6）需经静脉输入高渗溶液或强酸强碱类药物的患者。

（7）需要大量快速输血、输液的患者。

（8）估计手术中可能出现血流动力学变化的大手术患者。

（9）化疗药物输注的肿瘤患者。

（10）静脉造影或经静脉介入治疗的患者。

（11）进行血液透析、血液滤过和血浆置换的患者。

（12）患者需持续影像学检查时,可考虑使用耐高压注射的中心静脉导管。

### 2. 慎用或禁用范围

（1）严重凝血功能障碍的患者。

（2）有中心静脉置管困难史的患者。

（3）穿刺部位皮肤感染的患者。

（4）穿刺血管有血栓形成史,局部有放疗史。

（5）穿刺侧有明显气胸者,或已有气胸但未作闭式引流者。

（6）同侧安装心脏起搏器。

(7) 免疫力低下者。

(8) 上腔静脉阻塞综合征禁止用颈内静脉和锁骨下静脉穿刺置管。

## 四、穿刺部位的选择

非隧道式中心静脉导管应由具有执业医师资格、最优临床操作技术和经验的医生进行操作,选择最佳部位进行中心静脉导管的置管。首选锁骨下静脉或颈内静脉,避免使用股静脉。其优缺点详见表 2-1-2。

表 2-1-2 各穿刺部位优缺点

| 部位 | 优点 | 缺点 |
| --- | --- | --- |
| 颈内静脉 | (1) 解剖位置相对固定,体表解剖标志较为明显,成功率高(90%~99%)<br>(2) 并发症发生率低<br>(3) 异位风险小<br>(4) CPR过程中不影响胸部按压 | (1) 离颈动脉近,操作不当易误穿动脉<br>(2) 敷料不易固定,穿刺点易被污染(如气管切开)<br>(3) 严重充血性心力衰竭、呼吸困难、颈部较大肿瘤患者不推荐使用<br>(4) 影响头部运动 |
| 锁骨下静脉 | (1) 置管后位置易固定,对患者活动限制少,增加患者的舒适性<br>(2) 血栓、感染发生率低<br>(3) 大血管、流速高<br>(4) 对患者活动限制小 | (1) 穿刺置管要求高,穿刺不当易造成血胸、气胸<br>(2) 异位风险大<br>(3) 止血困难 |
| 股静脉 | (1) 易于定位和穿刺<br>(2) 对心肺功能影响小 | (1) 感染风险大,不推荐使用,建议留置时间短<br>(2) 限制患者活动,易发生血栓 |

## 五、维护技术

**1. 用物准备** 治疗车、20 ml 注射器、生理盐水、中心静脉置管护理套件(胶布、无菌手套、纱布、透明敷料、氯己定溶液棉签、75% 酒精棉签、酒精棉片×2)、无菌接头、酒精棉球、棉签、液状石蜡/松节油。

**2. 操作流程** 具体操作流程如图 2-1-1 所示。

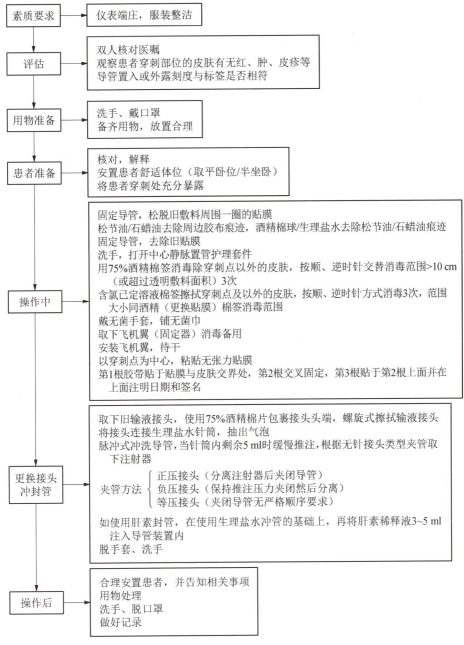

图 2-1-1　非隧道式中心静脉导管维护操作流程

3. **评分标准**　具体评分标准如表 2-1-3 所示。

表 2-1-3 评分标准

| 项目 | 分值 | 考核要点 | 扣分原因 | 扣分 | 得分 |
|---|---|---|---|---|---|
| 素质要求 | 5 | 仪表端庄,服装整洁 | 一项不符合要求-1 | | |
| 评估 | 3 | 双人核对医嘱 | 少核对一项-1;未双人核对-2 | | |
| | 3 | 评估观察患者穿刺部位皮肤有无红、肿、皮疹 | 一项未评估-1 | | |
| | 4 | 评估患者血管条件、病情及血象 | 一项未评估-2 | | |
| | 4 | 导管置入或外露刻度 | 一项不符合要求-2 | | |
| 操作前 | 2 | 6步洗手法、戴口罩 | 缺一用物-1 | | |
| | 3 | 备齐用物,放置合理 | 一项不符合要求-1 | | |
| 操作中 | 5 | 撕除旧敷料,观察皮肤情况及导管置入刻度 | 缺项-2 | | |
| | 2 | 松脱旧的敷料周围一圈 | 不符合要求-2 | | |
| | 2 | 松节油去除胶布痕迹 | 不符合要求-2 | | |
| | 2 | 酒精棉球去除松节油痕迹 | 不符合要求-2 | | |
| | 2 | 撕去旧贴膜 | 不符合要求-2 | | |
| | 2 | 6步洗手法 | 一项不符合要求-1 | | |
| | 2 | 打开中心静脉置管护理套件 | 不符合要求-2 | | |
| | 6 | 75%酒精棉签消毒3次 | 一项不符合要求-2 | | |
| | 6 | 含氯己定溶液棉签3次 | 一项不符合要求-2 | | |
| | 2 | 戴无菌手套 | 不符合要求-1 | | |
| | 2 | 取下飞机翼消毒备用 | 不符合要求-1 | | |
| | 3 | 安装固定翼,位置、方法正确 | 不符合要求-1 | | |
| | 5 | 固定导管,以穿刺点为中心粘贴无张力贴膜,标注日期和签名 | 一项不符合要求-2 | | |
| | 4 | 取下无菌接头,消毒螺纹口 | 一项不符合要求-2 | | |
| | 4 | 脉冲式冲管,更换无菌接头 | 一项不符合要求-2 | | |
| | 2 | 脱手套、洗手 | 不符合要求-1 | | |

(续表)

| 项目 | 分值 | 考核要点 | 扣分原因 | 扣分 | 得分 |
|---|---|---|---|---|---|
| 操作后 | 2 | 正确填写穿刺记录 | 记录不符合要求 -2 | | |
| | 4 | 处理用物 | 缺一项 -1 | | |
| 评价 | 5 | 与患者交流时态度和蔼、语言文明 | 不符合要求 -5 | | |
| | 2 | 步骤正确、操作熟练 | 一项不符合 -1 | | |
| | 2 | 操作时间符合标准 | 不符合要求 -2 | | |
| 理论提问 | 4 | 表述清楚、音量适中 | 一项不符合要求 -2 | | |
| | 6 | 回答内容正确 | 一题不正确 -3 | | |
| 总分 | | 100 | | | |

## 六、操作图解（维护）

具体操作步骤如下。

(1) 评估患者置管情况、导管及穿刺部位(图 2-1-2)。

(2) 准备用物,放置合理(图 2-1-3)。

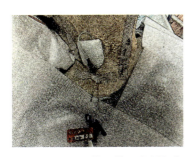

图 2-1-2 评估导管及穿刺部位

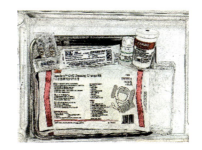

图 2-1-3 用物准备

(3) 松脱旧贴膜,撕开周围一圈,去除胶布印迹(图 2-1-4~图 2-1-6)。

(4) 固定导管,去除旧贴膜(图 2-1-7~图 2-1-9)。

(5) 酒精棉球、2%葡萄糖氯己定消毒导管及导管周围皮肤(图 2-1-10~图 2-1-14)。

(6) 去除并消毒飞机固定翼,消毒导管(图 2-1-15~图 2-1-20)。

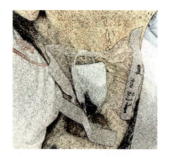

图2-1-4 贴膜

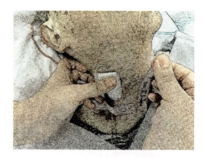

图2-1-5 撕开贴膜周边

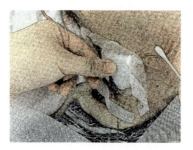

图2-1-6 去除胶布印迹

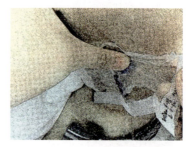

图2-1-7 固定导管、撕贴膜(1)

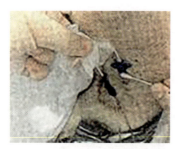

图2-1-8 固定导管、撕贴膜(2)

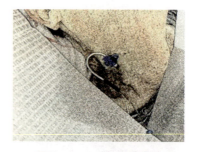

图2-1-9 去除贴膜后

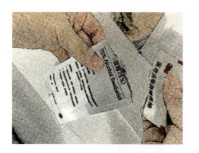

图2-1-10 撕开酒精包装

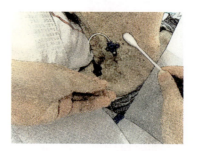

图2-1-11 酒精消毒

第二章 中心静脉导管

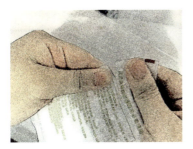

图 2-1-12 撕开氯己定包装

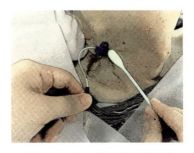

图 2-1-13 氯己定消毒皮肤

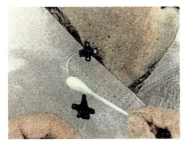

图 2-1-14 氯己定消毒导管

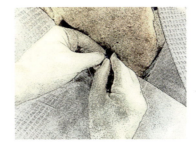

图 2-1-15 取固定翼(1)

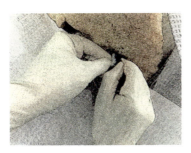

图 2-1-16 取固定翼(2)

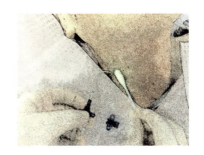

图 2-1-17 消毒导管

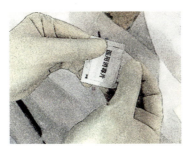

图 2-1-18 撕开酒精棉片包装

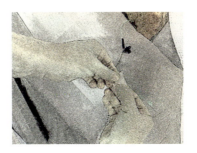

图 2-1-19 取出酒精棉片

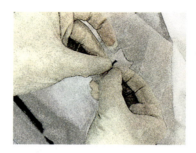

图 2-1-20 消毒固定翼

(7) 安装飞机固定翼(图 2-1-21)。

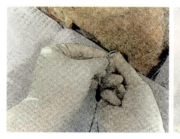
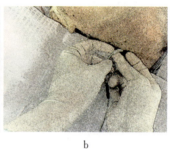

a　　　　　　　　　　　b

图 2-1-21 安装固定翼

(8) 粘贴透明贴膜,固定(图 2-1-22～图 2-1-27)。

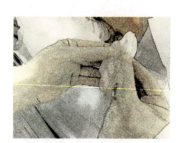
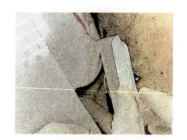

图 2-1-22 透明贴膜　　　图 2-1-23 粘贴无张力贴膜(1)

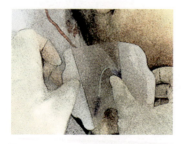
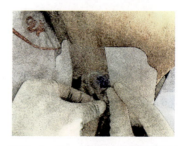

图 2-1-24 粘贴无张力贴膜(2)　　　图 2-1-25 粘贴无张力贴膜(3)

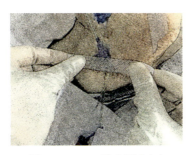
图 2-1-26 胶布固定(1)

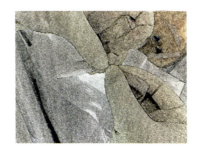
图 2-1-27 胶布固定(2)

（9）更换接头，冲管（图 2-1-28）。

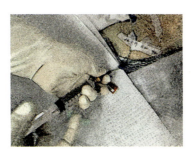
图 2-1-28 冲管

## 七、注意事项

### 1. 置管前

（1）向患者和家属解释留置中心静脉导管的目的、方法及置管过程中的注意事项。

（2）评估心理状态，做好心理护理，取得患者配合。

（3）指导洗浴方法，做好皮肤准备。

### 2. 置管中

（1）严格执行无菌操作，应做到最大无菌屏障。

（2）询问患者有无不适，注意倾听患者主诉。

（3）观察患者生命体征。

### 3. 置管后

（1）定期维护：无菌透明贴膜每 5~7 天更换 1 次，无菌纱布敷料每 2 天更换 1 次（注意：透明贴膜下放置纱布敷料应按纱布敷料处理，应每 2 天更换 1

次);出现渗血、出汗等导致的贴膜潮湿松脱、卷边或破损时应及时与医护人员联系并立即更换。

(2) 观察导管长度及穿刺点皮肤有无红、肿、热、痛。

(3) 观察有无并发症的发生,如高热、寒战等。

(4) 除耐高压导管,其余导管不可用于高压注射。

## 八、健康宣教

(1) 告知患者及其家属:注意中心静脉导管体外留置的长度,翻身移位时应注意保护,以防导管滑出。

(2) 保持贴膜密闭,沐浴时注意保护,用封闭式贴膜或保鲜膜将导管及接头包裹好,避免浸湿敷料/贴膜,一旦浸湿应立即更换。

(3) 做好个人卫生,防止导管周围皮肤感染。

(4) 中心静脉导管带管患者如有以下情况应立即报告医护人员:①体温>38℃。②穿刺点有渗血、渗液。③穿刺局部皮肤发红、发热、肿胀、疼痛、有分泌物。④导管外移、脱出或断裂。

## 九、拔除导管

### 1. 拔管指征

(1) 有导管相关并发症经对症处理后无法恢复导管功能,或继续使用风险大,或治疗结束,不再需要导管。

(2) 治疗间歇期无法保证维护质量。

(3) 导管周围皮肤出血不止,压迫也不能止血者。

(4) 导管的使用时间超过产品说明书推荐的留置期限。

### 2. 拔管流程

(1) 物品准备:中心静脉导管护理套件(包括无菌手套、无菌纱布、棉签、2%葡萄糖酸氯己定皮肤消毒液、无菌敷贴),并根据导管有无缝线准备拆线剪。

(2) 操作流程:具体操作流程如图 2-1-29 所示。

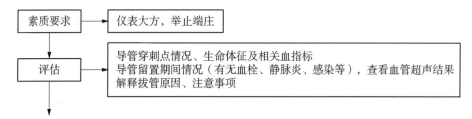

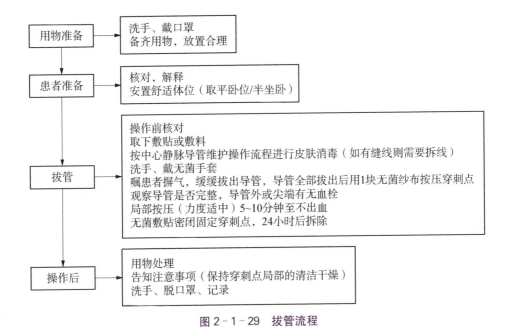

图 2-1-29 拔管流程

### 3. 注意事项

（1）中心静脉导管拔管后，患者需要静卧 30 分钟，观察患者有无呼吸困难、胸闷，局部有无血肿、渗血及皮下出血等。拔管后用无菌敷贴覆盖穿刺点 24 小时，以免发生静脉炎、空气栓塞等并发症，告知患者如有任何不适需及时告知医护人员。

（2）根据产品说明书或临床具体情况决定中心静脉置管使用时限，但须签署相关的告知同意书。

（3）怀疑有置管相关并发症应及时给予对症处理。

## 第二节　经外周静脉置入中心静脉导管

### 一、概述

经外周静脉置入中心静脉导管（peripherally inserted central catheters，PICC），是指经肱静脉、肘正中静脉、头静脉、上肢贵要静脉、颈外静脉（新生儿还可以通过头部颞静脉、耳后静脉、下肢大隐静脉等）穿刺置管，使导管尖端位于上腔静脉或下腔静脉。PICC 穿刺技术于 20 世纪 90 年代传入中国，近年来发展迅速,被广泛用于化疗、肠外营养及静脉条件差需要长期输液的患者。

其目的为:①减少静脉穿刺;②减轻患者痛苦;③减少医护工作量;④保护患者外周静脉;⑤保证长期静脉输液治疗。

## 二、规格及适用人群

根据患者自身的血管条件和用药方案选择导管。选择导管的原则:在满足患者治疗需要的前提下,尽量选择管腔少、导管型号小、生物相容性好的导管。因管径较粗的 PICC 导管易引起周围血流动力学改变而增加置入后并发症的发生,导管型号宜≤2/3 血管内径。PICC 导管型号及适用人群如表 2-2-1 所示。

表 2-2-1　PICC 导管型号及适用人群

| 型号 | 导管 | 穿刺针 | 导入鞘 | 导入鞘颜色 | 导管容积 | 适用人群 | 说明 |
| --- | --- | --- | --- | --- | --- | --- | --- |
| 1.9 Fr | 22 G | 21 G | 19 G | 紫色 | 0.27 ml | 新生儿 | 禁止输血 |
| 3.0 Fr | 20 G | 19 G | 17 G | 粉色 | 0.32 ml | 儿童 | 禁止输血 |
| 4.0 Fr | 19 G | 17 G | 15 G | 绿色 | 0.39 ml | 儿童、成人 | 可输血 |
| 5.0 Fr | 18 G | 15 G | 14 G | 灰色 | 0.44 ml | 成人 | 可输血 |
| 5.0 Fr 双腔 | — | — | — | 灰色 | 每腔 0.3 ml | 成人 | 可输血 |

## 三、穿刺部位及血管的选择

1. 选择穿刺部位的原则

(1) 舒适度好。

(2) 留置时间长。

(3) 并发症少。

(4) 感染发生率低。

(5) 易于固定。

因此,成人穿刺 PICC 可以选择非惯用手臂,穿刺部位以上肢肘关节上下 2～5 cm 为最佳,肘关节上方优于肘关节下方,右上肢优于左上肢。

2. 穿刺血管的选择　PICC 穿刺血管选择的原则:血管静脉瓣少、管径粗、血流速度快的血管。选择依据可参考表 2-2-2、表 2-2-3。

表 2-2-2 不同穿刺血管的优缺点

| 血管 | 优点 | 缺点 |
|---|---|---|
| 贵要静脉 | 粗、直、静脉瓣少，首选 | 无 |
| 肘正中静脉 | 粗、直 | 静脉瓣多，血管分支多 |
| 头静脉 | 因肩部有生理性夹角，位于拇指侧，对于拄拐者是最好的选择 | 先粗后细，高低起伏 |
| 肱静脉 | 粗、直、固定 | 位置深，肉眼看不见 |

表 2-2-3 血管管径与血流速度的比较

| 血管 | 管径(mm) | 流速(ml/min) |
|---|---|---|
| 贵要静脉 | 10 | 40～90 |
| 头静脉 | 6 | 90～150 |
| 腋静脉 | 16 | 150～350 |
| 锁骨下静脉 | 19 | 350～800 |
| 无名静脉 | 19 | 800～1500 |
| 上腔静脉 | 20 | 2000～2500 |

## 四、适应证及禁忌证

**1. 适应证**

（1）需要长期输液治疗的患者。

（2）外周静脉条件差的患者。

（3）需要静脉输注腐蚀性药物时。

（4）早产儿。

（5）需经常输血或血制品、静脉输液＞7 天的患者。

**2. 相对禁忌证**

（1）肺癌侧肢体。

（2）瘫痪侧肢体。

（3）放疗侧肢体。

(4) 有损伤、感染的部位。

(5) 易发生感染的患者，如癌症晚期或危重病等免疫力低下的患者。

(6) 易发生中心静脉狭窄或栓塞的患者，如慢性肾脏病患者。

3. 绝对禁忌证

(1) 严重凝血功能障碍的患者。

(2) 行乳腺癌根治术或腋下淋巴结清扫术侧肢体。

(3) 锁骨下淋巴结肿大或有肿块的患者。

(4) 安装起搏器侧肢体。

(5) 上腔静脉压迫症。

(6) 上腔静脉阻塞综合征。

## 五、操作技术

### (一) PICC 穿刺技术

1. 用物准备

(1) 置管前向患者进行术前宣教，并签署知情同意书，开具医嘱。

(2) 治疗车、快速手消毒液、无菌物品（生理盐水 40～100 ml、20 ml 注射器 2 副、PICC 穿刺包、PICC 导管）、皮尺、止血带、治疗盘、抗过敏胶布、75% 酒精、2% 葡萄糖酸氯己定皮肤消毒液、2% 利多卡因 1 支、弹性绷带。

2. 操作流程　具体操作流程如图 2-2-1 所示。

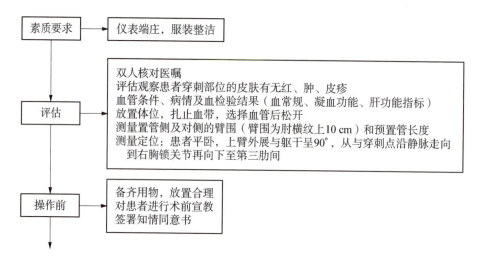

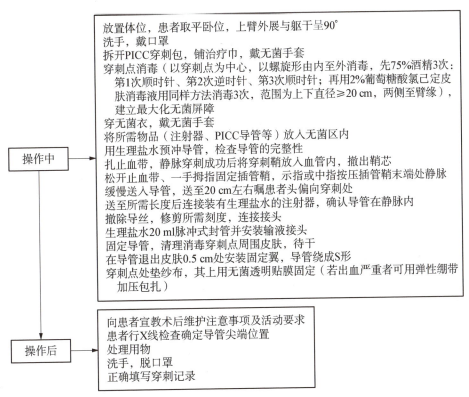

图 2-2-1　PICC 置管操作流程

**3. 评分标准**　具体评分标准如表 2-2-4 所示。

表 2-2-4　评分标准

| 项目 | 分值 | 考核要点 | 扣分原因 | 扣分 | 得分 |
|---|---|---|---|---|---|
| 素质要求 | 5 | 仪表端庄,服装整洁 | 一项不符合要求-1 | | |
| 评估 | 3 | 双人核对医嘱 | 少核对一项-1;未双人核对-2 | | |
| | 3 | 评估观察患者穿刺部位皮肤有无红、肿、皮疹 | 一项未评估-1 | | |
| | 2 | 评估患者血管条件、病情及血象 | 一项未评估-1 | | |
| | 2 | 放置体位,扎止血带,选择血管后松开止血带 | 一项不符合要求-1 | | |
| | 2 | 测量置管侧及对侧的臂围 | 一项不符合要求-1 | | |
| | 2 | 测量定位 | 不符合要求-2 | | |

(续表)

| 项目 | 分值 | 考核要点 | 扣分原因 | 扣分 | 得分 |
|---|---|---|---|---|---|
| 操作前 | 3 | 备齐用物,放置合理 | 缺一用物-1 | | |
| | 3 | 对患者进行术前宣教 | 一项不符合要求-1 | | |
| | 2 | 签署知情同意书 | 一项不符合要求-1 | | |
| 操作中 | 2 | 放置体位正确 | 缺项-1 | | |
| | 2 | 洗手,戴口罩 | 缺一项-1 | | |
| | 3 | 拆PICC穿刺包,铺治疗巾,戴无菌手套 | 一项不符合要求-1 | | |
| | 2 | 穿刺点消毒 | 不符合要求-2 | | |
| | 2 | 建立最大化无菌屏障 | 不符合要求-2 | | |
| | 2 | 穿无菌衣,戴无菌手套 | 一项不符合要求-1 | | |
| | 2 | 所需物品放入无菌区内 | 一项不符合要求-1 | | |
| | 2 | 用生理盐水预冲导管 | 一项不符合要求-1 | | |
| | 2 | 检查导管的完整性 | 不符合要求-2 | | |
| | 2 | 扎止血带,穿刺,撤出鞘芯 | 一项不符合要求-1 | | |
| | 2 | 松开止血带,固定手法正确 | 一项不符合要求-1 | | |
| | 2 | 插入导管,送至 20 cm 左右嘱患者头偏向穿刺处 | 一项不符合要求-1 | | |
| | 2 | 确认导管在静脉内 | 不符合要求-2 | | |
| | 2 | 撤除导丝,连接接头 | 一项不符合要求-1 | | |
| | 3 | 脉冲式封管 | 不符合要求-3 | | |
| | 2 | 安装输液接头 | 不符合要求-2 | | |
| | 2 | 固定导管,清理消毒穿刺点周围皮肤,待干 | 一项不符合要求-1 | | |
| | 3 | 安装固定翼,位置、方法正确 | 一项不符合要求-1 | | |
| | 3 | 加压包扎、固定,方法正确 | 一项不符合要求-1 | | |
| 操作后 | 2 | 向患者宣教术后维护注意事项及活动要求 | 一项不符合要求-1 | | |
| | 2 | 行X线检查确定导管尖端位置 | 缺项-1 | | |
| | 4 | 处理用物 | 错误一项-1 | | |

第二章　中心静脉导管

(续表)

| 项目 | 分值 | 考核要点 | 扣分原因 | 扣分 | 得分 |
|---|---|---|---|---|---|
| | 2 | 洗手,脱口罩 | 缺一项-1 | | |
| | 2 | 正确填写穿刺记录 | 记录不符合要求-2 | | |
| 评价 | 5 | 与患者交流时态度和蔼、语言文明 | 不符合要求-5 | | |
| | 2 | 步骤正确、操作熟练 | 一项不符合-1 | | |
| | 2 | 操作时间符合标准 | 不符合要求-2 | | |
| 理论提问 | 4 | 表述清楚、音量适中 | 一项不符合要求-2 | | |
| | 6 | 回答内容正确 | 一题不正确-3 | | |
| 总分 | | 100 | | | |

4. 操作图解　具体操作步骤如下。

(1) 放置体位,铺治疗巾(图2-2-2)。

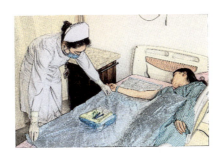

图2-2-2　铺巾

(2) 消毒穿刺点,建立最大无菌屏障(图2-2-3～图2-2-5)。

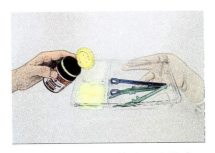

图2-2-3　备酒精、氯己定棉球

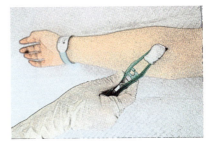

图2-2-4　消毒

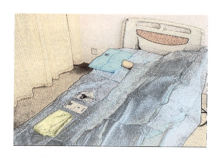

图 2-2-5 建立无菌屏障

（3）将所有用物放置无菌区内（图 2-2-6～图 2-2-8）。

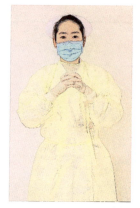
图 2-2-6 穿戴无菌衣、手套

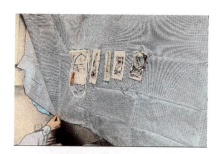
图 2-2-7 放置无菌物品

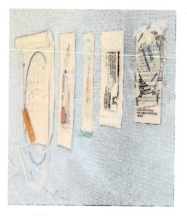

图 2-2-8 无菌物品

（4）预冲导管，确认导管完整性（图 2-2-9）。

第二章 中心静脉导管

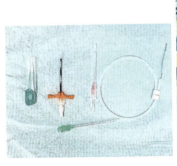
a
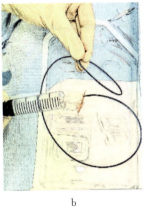
b

图 2-2-9 预冲管

(5) 穿刺导管(图 2-2-10~图 2-2-13)。

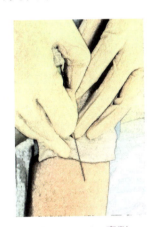

图 2-2-10 穿刺

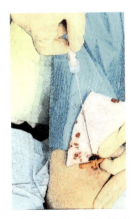

图 2-2-11 置血管鞘

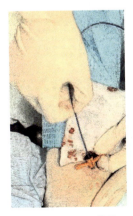

图 2-2-12 送管

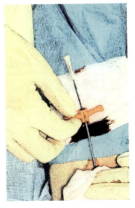

图 2-2-13 撤出血管鞘

（6）确认导管位置、撤除导管、修剪导管、接输液接头（图2-2-14～图2-2-17）。

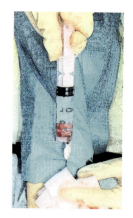

图2-2-14 冲管

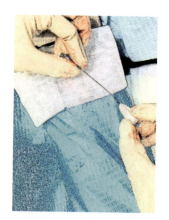

图2-2-15 确认刻度

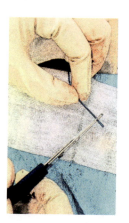

图2-2-16 修剪导管

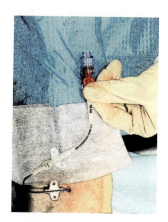

图2-2-17 接输液接头

（7）固定导管（图2-2-18，图2-2-19）。

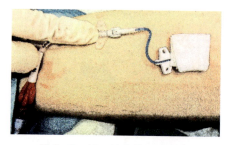

图2-2-18 纱布按压穿刺点

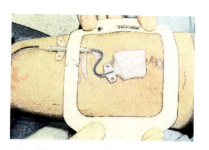

图2-2-19 用贴膜固定

#### 5. 注意事项

（1）正确测量穿刺置入长度。

（2）正确测量双上臂臂围。

（3）穿刺后注意防止渗血。

（4）妥善固定导管，防止滑脱。

（5）做好患者健康教育，减少并发症的发生。

### (二) PICC 维护技术

**1. 用物准备** 治疗车、快速手消毒液、治疗盘、20 ml 注射器、生理盐水、PICC 维护包、2%葡萄糖酸氯己定皮肤消毒液。

**2. 操作流程** 具体操作流程如图 2-2-20 所示。

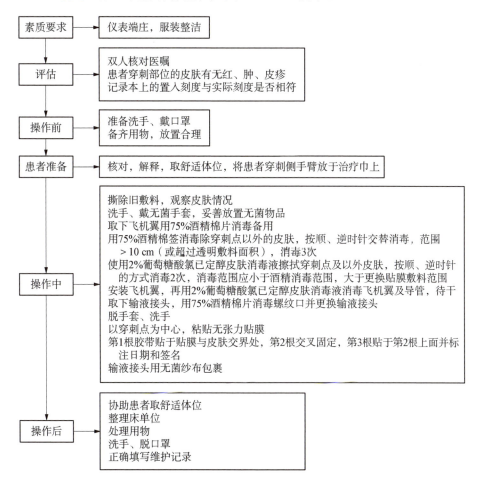

图 2-2-20 PICC 维护操作流程

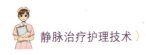

**3. 评分标准** 具体评分标准如表 2-2-5 所示。

表 2-2-5 评分标准

| 项目 | 分值 | 考核要点 | 扣分原因 | 扣分 | 得分 |
| --- | --- | --- | --- | --- | --- |
| 素质要求 | 5 | 仪表端庄,服装整洁 | 一项不符合要求 -1 | | |
| 评估 | 3 | 双人核对医嘱 | 少核对一项 -1;未双人核对 -2 | | |
| | 3 | 评估患者穿刺部位的皮肤有无红、肿、皮疹 | 一项未评估 -1 | | |
| | 2 | 记录本上的置入刻度与实际刻度是否相符 | 一项未评估 -1 | | |
| 操作前 | 2 | 洗手、戴口罩 | 缺一项 -1 | | |
| | 3 | 备齐用物,放置合理 | 缺一用物 -1 | | |
| 操作中 | 2 | 核对,解释 | 缺一项 -1 | | |
| | 2 | 患者取舒适体位 | 不符合要求 -2 | | |
| | 2 | 将患者穿刺侧手臂放于治疗巾上 | 不符合要求 -2 | | |
| | 3 | 撕除旧敷料,观察皮肤情况 | 不符合要求 -3 | | |
| | 3 | 洗手、戴无菌手套 | 一项不符合要求 -1 | | |
| | 3 | 妥善放置无菌物品 | 一项不符合要求 -1 | | |
| | 3 | 取下飞机翼用 75% 酒精棉片消毒备用 | 不符合要求 -3 | | |
| | 3 | 用75%酒精棉签消毒除穿刺点以外的皮肤,按顺、逆时针交替消毒范围>10cm(或超过透明敷料面积) | 不符合要求 -3 | | |
| | 2 | 消毒 3 次 | 不符合要求 -2 | | |
| | 3 | 2%葡萄糖酸氯己定醇皮肤消毒液擦拭穿刺点及以外皮肤,按顺、逆时针的方式消毒 2 次 | 一项不符合要求 -1 | | |
| | 2 | 范围小于酒精消毒范围 | 不符合要求 -2 | | |
| | 3 | 安装飞机翼,再用 2%葡萄糖酸氯己定醇皮肤消毒液消毒飞机翼及导管,待干 | 一项不符合要求 -1 | | |

(续表)

| 项目 | 分值 | 考核要点 | 扣分原因 | 扣分 | 得分 |
|---|---|---|---|---|---|
| | 3 | 取下输液接头，用75%酒精棉片消毒螺纹口并更换输液接头 | 一项不符合要求-1 | | |
| | 3 | 脱手套、洗手 | 一项不符合要求-1 | | |
| | 3 | 以穿刺点为中心，粘贴无张力贴膜 | 不符合要求-3 | | |
| | 3 | 第1根胶带贴于贴膜与皮肤交界处 | 不符合要求-3 | | |
| | 3 | 第2根交叉固定 | 不符合要求-3 | | |
| | 3 | 第3根贴于第2根上面并标注日期和签名 | 不符合要求-3 | | |
| | 3 | 输液接头用无菌纱布包裹 | 不符合要求-3 | | |
| 操作后 | 3 | 协助患者取舒适体位 | 不符合要求-3 | | |
| | 2 | 整理床单位 | 不符合要求-3 | | |
| | 4 | 处理用物 | 错误一项-1 | | |
| | 2 | 洗手、脱口罩 | 缺一项-1 | | |
| | 2 | 正确填写维护记录 | 记录不符合要求-2 | | |
| 评价 | 3 | 与患者交流时态度和蔼、语言文明 | 不符合要求-3 | | |
| | 2 | 步骤正确、操作熟练 | 一项不符合-1 | | |
| | 2 | 操作时间符合标准 | 不符合要求-2 | | |
| 理论提问 | 4 | 表述清楚、音量适中 | 一项不符合要求-2 | | |
| | 6 | 回答内容正确 | 一题不正确-3 | | |
| 总分 | | 100 | | | |

4. **操作图解** 具体操作步骤如下。

(1) 观察穿刺点及贴膜情况，进行物品准备(图2-2-21～图2-2-23)。

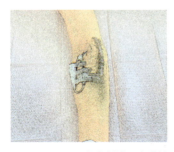

图2-2-21 观察穿刺点、贴膜情况

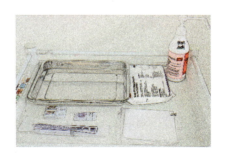

图2-2-22 物品准备

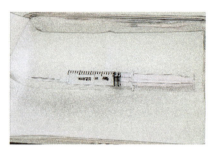

图 2-2-23　20ml 生理盐水

（2）撤除贴膜周边（必要时使用液状石蜡去除胶布印记），撤除旧贴膜（图 2-2-24）。

（3）打开维护包（图 2-2-25）。

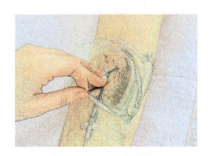 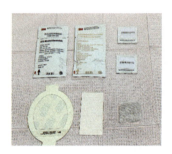

图 2-2-24　撤贴膜　　　　图 2-2-25　打开维护包

（4）用酒精消毒导管周边，2% 氯已定消毒导管（图 2-2-26，图 2-2-27）。

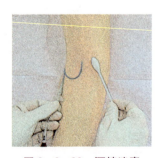 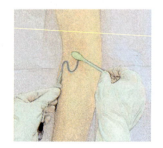

图 2-2-26　酒精消毒　　　图 2-2-27　氯已定消毒

（5）消毒飞机翼固定器，安装固定器（图 2-2-28，图 2-2-29）。

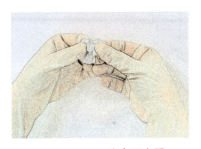 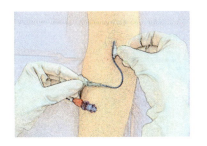

图2-2-28 消毒固定翼　　　图2-2-29 安装固定翼

(6) 更换接头,消毒接口(图2-2-30~图2-2-32)。

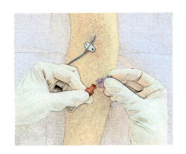 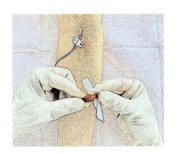

图2-2-30 去除接头　　　图2-2-31 消毒接口

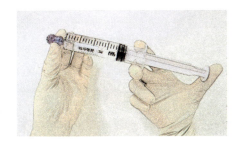

图2-2-32 排气

(7) 冲管,固定贴膜(图2-2-33,图2-2-34)。

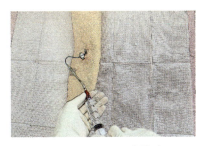 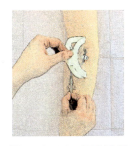

图2-2-33 冲管　　　图2-2-34 固定贴膜

(8) 撤去贴膜边缘，用胶布交叉固定（图2-2-35～图2-2-37）。

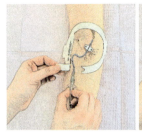
图2-2-35　除贴膜边缘

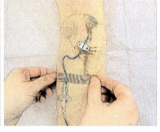
图2-2-36　胶布固定

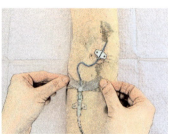
图2-2-37　交叉固定

(9) 书写日期及维护本（图2-2-38～图2-2-40）。

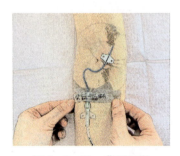
图2-2-38　书写日期

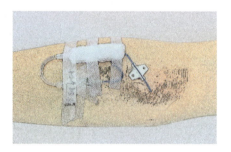
图2-2-39　固定接头

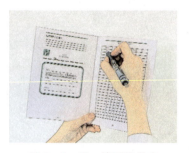
图2-2-40　填写维护本

**5. 注意事项**

(1) 严格无菌操作。

(2) 保持敷贴清洁、干燥，每7天更换1次，若敷贴潮湿或污染应及时更换。

(3) 操作过程中动作应轻柔，防止牵拉导管引起脱管或造成患者不适感。

(4) 维护时应依次按照清洁、污染、感染、特殊感染的顺序进行,避免交叉感染。

(5) 操作过程中患者如有不适、生命体征及病情出现变化,应立即停止操作,并通知医生及时给予处理。

(6) 穿刺点局部皮肤出现红肿、有分泌物时应及时通知医生。

## 第三节　经隧道式中心血管通路装置:植入式输液港

### 一、概述

输液港(implantable venous access port,PORT)植入式中心静脉导管系统(简称"输液港"),是指一种可以完全植入体内的闭合静脉系统,由尖端位于上腔静脉的静脉导管和埋于皮下供穿刺的注射座组成。输液港主要用于静脉输注高浓度化疗药物、胃肠外营养、输血及采集血样等。一般可以留置 5 年左右。治疗期间一般 7 天维护 1 次,治疗间歇期 1 个月维护 1 次。因其可明显降低导管感染率的发生,患者的日常活动未受到较大影响,不仅提高了患者的生活质量,也减轻护理人员的工作量。近年来被广泛应用于临床,为广大患者所喜爱。

静脉输液港的发展时间可追溯到 20 世纪 70 年代末。由肿瘤科医生 Ensminger 启发于肝动脉化疗泵,他与他的团队以肝动脉泵为原形,经过数月努力将其改造成完全植入式中心静脉导管,这就是 PORT 导管的雏形。Ensminger 还提出,使用无损伤针进行穿刺及使用肝素稀释液进行冲封管可以降低静脉血栓发生等理念。

### 二、静脉输液港的结构

静脉输液港由埋于皮下的注射座和导管组成。穿刺隔膜与基座之间形成的空腔用于存储液体,称为储液槽。由于硅胶树脂材料具有自动闭合性,因此穿刺隔膜多采用硅胶树脂材料,不仅可以反复穿刺,而且有益于固定无损伤针。基座上一般有供缝合的缝合孔或者硅胶套。而基座底多采用钛合金或热塑脂材料制成,耐用且并发症少,对 MRI(磁共振)和 CT 检查的影响小。

输液港的导管多由聚氨酯或者硅胶制成,两者的优缺点如表 2-3-1 所示。

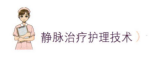

表 2-3-1　不同材质输液港导管的优缺点

| 材质 | 优点 | 缺点 |
|---|---|---|
| 硅胶材质导管 | 生物相容性高,不易形成血栓和纤维蛋白鞘 | 抗牵拉、抗压能力弱,易打折、破损 |
| 聚氨酯材质导管 | 生物相容性高,抗牵拉、抗压能力强,不易打折、破损 | 无 |

PORT 的注射座与导管的连接方式有 2 种,一种是导管港体一体式或者称为预连接式,还有一种是置管时采用导管锁和袖套将注射座和导管连接。目前,临床上常用的 PORT 都是具有 X 线显影的特点,为临床工作提供了极大的方便。

### 三、PORT 港体的分类

PORT 港体有多种分类方式,如表 2-3-2 所示。

表 2-3-2　PORT 港体的分类

| 分类方式 | 输液港类型 |
|---|---|
| 按照导管头端设计分类 | 头端开口式 |
|  | 头端闭合式(三向瓣膜式) |
| 按导管管腔数分类 | 单腔 |
|  | 双腔 |
| 按是否耐受高压注射分类 | 耐高压型 |
|  | 不耐高压型 |
| 按港体特征分类 | 标准型 |
|  | 减高/扁平型 |
|  | 纤巧型 |
| 按照患者年龄分类 | 儿童型 |
|  | 成人型 |

三向瓣膜式 PORT 在未使用状态下,导管瓣膜是关闭状态,不需要肝素封管;双腔 PORT 适用于同时输注两种或两种以上不兼容的药物;耐高压型 PORT 因为可以耐受高压注射造影剂,所以它可进行增强 CT 和 MRI 的检查;纤巧型

PORT常用于上臂,体型瘦小、恶病质、未成年人可使用减高/扁平型PORT。

## 四、PORT附件

无损伤针的发明其实早于PORT,最早出现于肝动脉泵的使用。无损伤针的特点在于针尖的设计,在穿刺过程中不会损伤港体的穿刺隔膜。因此,无论PORT的种类是哪一种,都应该使用无损伤针。

无损伤针的优点:①无损伤针的尖端有一个折返点,可以避免成芯作用,可以保护穿刺隔膜,防止隔膜损伤产生漏液。②不会造成"切削"的穿刺隔膜硅胶微粒阻塞导管。

无损伤针的设计有许多种类,不同的长度、直径、外形和斜面的设计适宜不同的患者,如表2-3-3、表2-3-4所示。

表2-3-3 无损伤针的型号、长度、直径与适用人群

| 型号(G) | 针管直径(mm) | 针长(mm) | 适用人群 |
|---|---|---|---|
| 19 | 1.1 | 15/20/25 | 皮脂丰厚患者 |
| 20 | 0.9 | 15/20/25 | 皮脂丰厚患者 |
| 22 | 0.7 | 12/15/20/22 | 体型普通、偏瘦患者 |

表2-3-4 无损伤针的外形分类

| 外形分类 | 适用范围 | 外形分类 | 适用范围 | 外形分类 | 适用范围 |
|---|---|---|---|---|---|
| 蝶翼无损伤针 | 连续静脉输液 | 耐高压型 | 耐高压型PORT | 非安全型 | 不能避免锐器伤 |
| 直形无损伤针 | 一次性静脉输液 | 普通型 | 非耐高压型PORT | | |
| 弯形无损伤针 | 一次性静脉输液 | 安全型 | 可避免锐器伤 | | |

## 五、PORT的适应证和禁忌证

因PORT损伤性小,留置时间长,并发症少,患者活动的自由度未受到明显影响,能够显著改善患者的生活质量,在临床上被广泛应用。但是,并非所有的患者都可以留置PORT,同样存在一定的禁忌证和适应证。

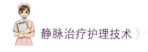

### (一)适应证

(1) 患者外周静脉条件差,建立外周静脉通路困难。
(2) 需长期或反复静脉输液的患者。
(3) 需长期、反复或间歇输注强刺激性、高浓度药物、血制品或者采集血标本的患者。
(4) 需长期肠外营养支持的患者。

### (二)相对禁忌证

(1) 存在出血隐患未查明原因、未得到纠正的患者。
(2) 患者预穿刺部位有放疗史。
(3) 预穿刺侧肢体有淋巴清除术史。
(4) 一侧健肺的患者,要慎重考虑是否在健肺侧穿刺。

### (三)绝对禁忌证

(1) 预穿刺侧肢体安装心脏起搏器。
(2) 未得到控制的败血症、菌血症或穿刺部位感染的患者。
(3) 凝血功能障碍不易纠正的患者。
(4) 患者对静脉输液港的材料过敏无法耐受。
(5) 患者病情严重,无法配合或耐受手术。
(6) 静脉回流异常的患者。

## 六、PORT 穿刺部位解剖

目前,PORT 的植入方式主要有经皮静脉穿刺植入术和经血管切开植入术两种方式。

**1. 经皮静脉穿刺 PORT 植入术** 经皮静脉穿刺 PORT 植入术的常用静脉有颈内静脉、锁骨下静脉与腋静脉。一般而言,右侧颈内静脉及锁骨下静脉优于左侧,原因如下。

(1) 右侧头臂静脉短直,送入导管或导丝时降低顶在上腔静脉管壁上或继发损伤的风险,可获得更准确的中心静脉压力值。
(2) 可降低发生气胸的风险。
(3) 损伤胸导管的风险低。
(4) 穿刺者右侧肢体普遍为优势肢体,方便操作者穿刺置管。

**2. 经静脉切开 PORT 植入术** 经静脉切开 PORT 植入术常用静脉有贵要静脉、颈内静脉、头静脉等。静脉切开 PORT 植入术与经皮穿刺静脉植入术相比有避免经皮穿刺静脉所引起的气胸、血胸等严重并发症等优点，如表 2-3-5 所示。

表 2-3-5 临床常见穿刺静脉的优点与缺点

| 静脉选择 | 优点 | 缺点 |
| --- | --- | --- |
| 颈内静脉 | 颈部最大静脉干,不易发生栓塞(主要的植入途径) | 影响美观与头部活动 |
| 锁骨下静脉 | 临床常用穿刺部位,静脉管腔大、位置固定、舒适度好 | 易发生气胸和肺水肿,易发生夹闭综合征,导致导管变形、破损或断裂 |
| 腋静脉 | 位置相对固定,穿刺成功率高;误穿动脉时易压迫止血;降低穿刺进入胸腔的可能性;发生夹闭综合征的风险低 | 易损伤神经 |
| 股静脉 | 易于穿刺 | 易感染、滑脱 |
| 贵要静脉 | 粗直、分支少(临床较理想的穿刺血管) | 易损伤神经 |
| 颈外静脉 | 颈部最大浅血管,位置表浅而固定、管径大 | 易发生血栓或空气栓塞 |
| 大隐静脉 | 比股静脉安全性高 | 形成血栓风险较股静脉高 |
| 头静脉 | 无 | 管腔细窄,不易送管,易发生血栓 |

## 七、导管头端定位的选择

PORT 作为一种长期留置的中心静脉导管，其导管头端位置显得尤其重要。而导管头端位置的不同，使得并发症的发生率也有相应的不同。因此，选择合适的导管头端位置至关重要。

而导管相关性血栓是与导管头端位置密切相关的一个重要并发症。相对于外周静脉置管，中心静脉置管虽然显著降低了血栓的发生率，但是导管头端位置确实影响血栓的发生率。研究发现，PORT 导管头端留置于上腔静脉下段时其血栓发生率低于导管头端留置于上腔静脉中上段。但是 PORT 导管头端位置过低，进入右心房或下腔静脉时又会增加血栓的发生率。

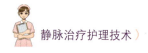

**1. 已经达成的共识** 导管头端不应进入右心房,导管头端进入右心房会增加心律失常及心脏损伤的发生率。而导管头端位于上腔静脉与右心房交界处时则很少有心律失常发生。一旦导管头端进入心脏太深,还有可能引起心肌损伤或者心脏瓣膜的损伤,甚至会出现心脏压塞等严重并发症。国内部分学者认为,导管头端在上腔静脉中下 1/3 段、上腔静脉与右心房交汇处上方 2～3 cm 为理想的位置。

**2. 导管头端的定位方法**

(1) 体表测量定位方法:在临床实践中体表测量定位法是使用最多的术前定位方式。它是通过测量体表标记,加以计算,得到适合的置管深度,可以间接地实现导管头端的最佳定位。

右侧颈内静脉穿刺植入深度:K+(6～7)cm(K 表示穿刺点到胸锁关节下方的距离)。

左侧颈内静脉穿刺植入深度:K+(6～7)+3 cm(K 表示穿刺点到胸锁关节下方的距离)。

(2) X 线胸片定位方法:临床上所有现用的 PORT 均可以在 X 线下显影,X 线胸片定位法成为术后确认导管位置的首选检查方法。此种检查方便快捷,不过孕妇不宜使用。国内常以 $T_5$～$T_7$ 作为 PORT 的定位参考。

(3) 超声定位方法:可用于实时导管定位,操作经验丰富的医生,经胸壁心脏超声检查能很好地探查到导管头端位于上腔静脉下段及右心房内的影像。

(4) 心电图辅助定位方法:心电图定位法是在置管的同时持续记录心电图信号,根据心电图 P 波变化确定导管植入的深度,它的优点在于能够做到个体化。

(5) 数字减影血管造影术(DSA):由介入科医生在术中进行造影,从多角度获得影像学信息,从而提高定位的效率和置管的成功率。

**3. 下腔静脉置管** 当患者上腔静脉条件不适宜置管时,可以选择下腔静脉,临床上多选择股静脉或者大隐静脉作为置管路径。根据目前的临床证据,建议下腔静脉置管头端位置留置于横膈位置或者横膈以上。国内也有部分学者推荐将导管头端定位于肾静脉水平。下腔静脉留置导管的定位方法也可以采用 X 线定位方法,或者超声定位方法等进行定位。

虽然,临床上通过以上诸多方法进行导管头端的定位,但是导管在人体内会因为血流或者个体的运动而发生移动。因此,理想的导管头端位置只是一个相对区间,难以用一个固定位置或者精确的点来定义。在临床实际工作中,应针对不同的患者，遵循个体化的原则进行导管头端定位。

## 八、PORT 常见并发症的护理

PORT 常见并发症的原因及护理方法如表 2-3-6 所示。

表 2-3-6　PORT 常见并发症的护理

| | 并发症 | 原　因 | 处　理 |
|---|---|---|---|
| 早期 | 术后出血（较少见） | 常与患者的凝血功能及操作者的穿刺技术相关 | 完善术前准备、确认患者的凝血功能，提高穿刺技术避免反复穿刺，按压止血 |
| | 囊袋血肿（少见） | 与患者凝血功能及操作者技术相关 | 明确诊断后尽快给予手术止血清除血肿，密切观察局部情况 |
| | 切口开裂 | 可分为机械性和功能性。机械性与手术缝合及过早活动有关；功能性与患者免疫力低下、营养不良相关 | 立即检查伤口及港体情况，判断有无污染，给予外科清创，确定二次缝合 |
| | 港体翻转（罕见） | 囊袋直径过大，港体固定不充分，患者牵拉幅度过大 | 导管如有脱落需立即手术，导管未脱落或破损可先尝试手法复位，临床上有 2/3 的患者可复位成功；手术切开复位是最有效的治疗方法 |
| 晚期 | 感染 | PORT 感染包括隧道感染、囊袋感染、血流感染，常见的危险因素有患者年龄、原发疾病，操作的无菌原则、抗生素的不合理使用 | 单纯的囊袋感染可给予局部清创、换药处理；导管相关血流感染时暂停 PORT 补液，行静脉血及导管血培养，根据培养结果选择敏感抗生素治疗；若感染控制无效，应及时取出 PORT |
| | 夹闭综合征 | 见于经锁骨下静脉置管，导管经过锁骨和第一肋骨之间的间隙时受到挤压，导致导管完整性或不全性阻塞 | 根据夹闭的程度采取不同处理方式：<br>1 级，X 线下可见导管变形但不影响输液，可每 3 个月复查 1 次，监测夹闭情况<br>2 级，X 线下可见导管变形，影响输液速度，监测夹闭情况，若导管受损应及时取出 PORT<br>3 级，X 线下导管破损或断裂，应立即取出 PORT |

(续表)

| 并发症 | 原 因 | 处 理 |
|---|---|---|
| 导管破损或断裂 | 最常见原因为夹闭综合征 | 及时取出PORT |
| 导管移位 | 肢体运动幅度过大、剧烈咳嗽 | 通过介入方法把导管送回静脉 |
| 导管相关血栓形成 | 与患者的疾病、导管材质、型号及导管头端位置相关 | 静脉血栓形成并不是拔管的指征，给予规范的抗凝治疗，症状缓解后可继续使用 |

## 九、PORT 的维护

### (一) 操作准备

**1. 用物准备** 中心静脉维护包、10 ml 或者 20 ml 注射器 2 副、1 ml 注射器 1 副、10 ml 生理盐水 4 支、肝素钠 1 支、生理盐水 100 ml 1 袋、无损伤针 1 个、输液接头 1 个、无菌纱布 1 包、胶布、洗手液。

**2. 操作流程** 具体操作流程如图 2-3-1、图 2-3-2 所示。

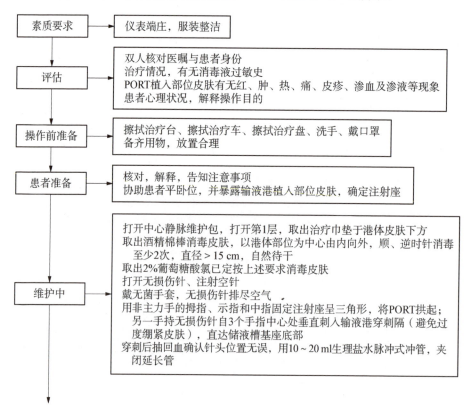

第二章 中心静脉导管

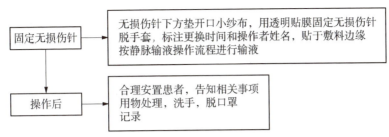

图 2-3-1 PORT 护理技术流程 1(留针输液状态)

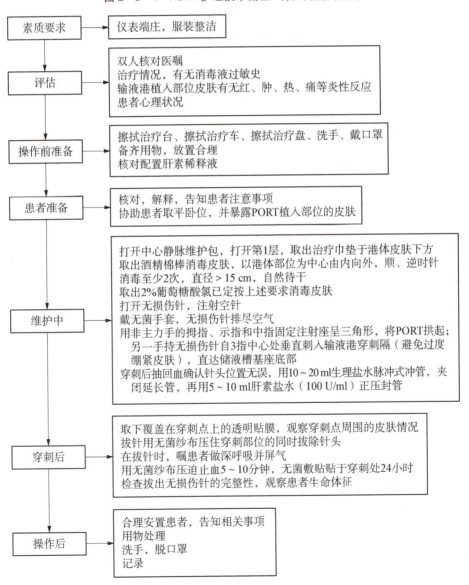

图 2-3-2 PORT 护理技术流程 2(每月冲洗)

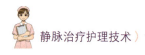

**3. 评分标准** 具体评分标准如表 2-3-7 所示。

表 2-3-7 评分标准

| 项目 | 分值 | 考核要点 | 扣分原因 | 扣分 | 得分 |
|---|---|---|---|---|---|
| 素质要求 | 5 | 仪表端庄,服装整洁 | 一项不符合要求-1 | | |
| 评估 | 3 | 双人核对医嘱与患者身份 | 少核对一项-1;未双人核对-2 | | |
| | 3 | 评估患者治疗情况,消毒液过敏史 | 一项未评估-1 | | |
| | 3 | PORT 置入部位皮肤及心理状况 | 一项为评估-1 | | |
| 操作前 | 2 | 洗手、戴口罩 | 缺一项-1 | | |
| | 3 | 备齐用物,合理配置肝素稀释液 | 缺一用物-1 | | |
| 操作中 | 5 | 核对,解释,告知患者注意事项 | 少核对一项-1 | | |
| | 2 | 协助患者取平卧位,暴露皮肤 | 一项不符合要求-1 | | |
| | 5 | 打开维护包,消毒皮肤 | 范围不符合-2;消毒方法不正确-2 | | |
| | 5 | 打开无菌物品,戴无菌手套 | 一项不符合要求-2 | | |
| | 4 | 穿刺无损伤针 | 不符合要求-4 | | |
| | 4 | 穿刺一次成功 | 穿刺不成功-4 | | |
| | 3 | 抽回血,冲管 | 一项不符合要求-1 | | |
| | 4 | 固定无损伤针 | 一项不符合要求-2 | | |
| | 2 | 脱手套,标注时间、签名 | 一项不符合-1 | | |
| 拔针 | 3 | 撕开透明敷料及纱布 | 一项不符合-1 | | |
| | 3 | 观察穿刺点周围皮肤 | 一项未评估-1 | | |
| | 5 | 消毒皮肤 | 范围不符合-2;消毒方法不正确-2 | | |
| | 4 | 拔针 | 不符合要求-4 | | |
| | 4 | 压迫止血,观察生命体征及针头 | 一项不符合-1 | | |

(续表)

| 项目 | 分值 | 考核要点 | 扣分原因 | 扣分 | 得分 |
|---|---|---|---|---|---|
| 操作后 | 2 | 合理安置患者 | 不符合要求-2 | | |
| | 3 | 告知相关事项 | 未告知-3；告知不全面-2 | | |
| | 4 | 处理用物方法正确 | 一项不符合-1 | | |
| | 2 | 洗手 | 未洗手-2 | | |
| | 2 | 正确记录 | 记录不符合要求-2 | | |
| 评价 | 1 | 与患者交流时态度和蔼、语言文明 | 不符合要求-1 | | |
| | 2 | 操作方法正确、安全、操作熟练 | 一项不符合-1 | | |
| | 2 | 操作时间符合标准 | 不符合要求-2 | | |
| 理论提问 | 4 | 表述清楚、音量适中 | 一项不符合要求-2 | | |
| | 6 | 回答内容正确 | 一题不正确-3 | | |
| 总分 | | 100 | | | |

**4. 操作图解** 具体操作步骤如下。

（1）核对、评估患者植入部位情况（图2-3-3）。

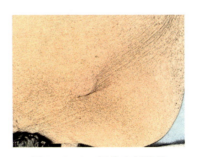

图2-3-3 评估穿刺部位

（2）准备用物，配置肝素稀释液（图2-3-4～图2-3-6）。

（3）打开维护包，治疗巾垫于下方（图2-3-7）。

（4）用酒精、2%葡萄糖氯己定溶液消毒皮肤（图2-3-8，图2-3-9）。

（5）打开无损伤针及20ml空针（图2-3-10～图2-3-12）。

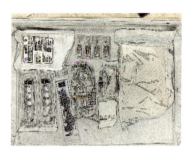

图 2-3-4　准备用物

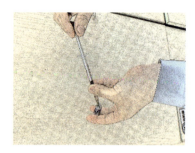

图 2-3-5　抽吸肝素

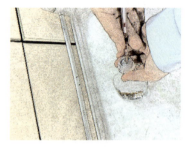

图 2-3-6　配置肝素

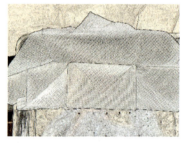

图 2-3-7　铺巾

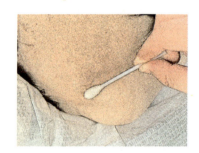

图 2-3-8　酒精消毒

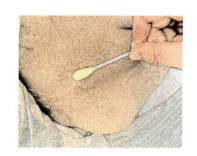

图 2-3-9　氯己定消毒

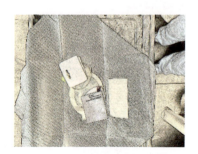

图 2-3-10　打开无损伤针

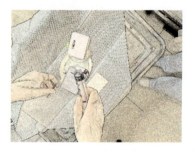

图 2-3-11　打开 20ml 空针筒

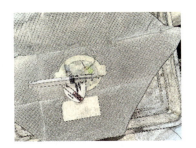

图2-3-12　抽吸20ml生理盐水

（6）戴无菌手套（图2-3-13，图2-3-14）。

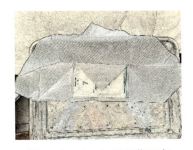

图2-3-13　打开无菌手套

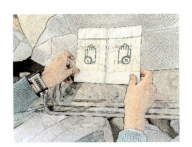

图2-3-14　戴无菌手套

（7）无损伤针排气，置入无损伤针（图2-3-15～图2-3-17）。

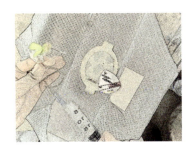

图2-3-15　排气

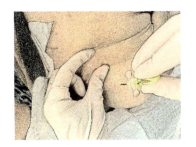

图2-3-16　置入无损伤针(1)

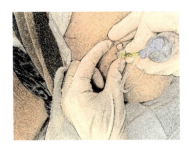

图2-3-17　置入无损伤针(2)

(8) 确认位置，抽回血，冲管（图2-3-18，图2-3-19）。

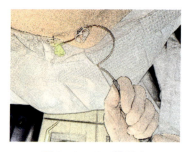
图2-3-18 抽回血

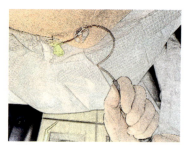
图2-3-19 冲管

(9) 固定（图2-3-20～图2-3-25）。

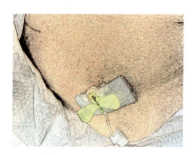
图2-3-20 垫压纱布

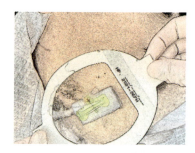
图2-3-21 粘贴贴膜

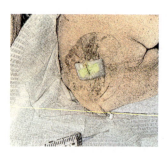
图2-3-22 除去贴膜边缘

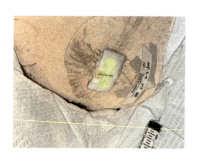
图2-3-23 标注时间及签名

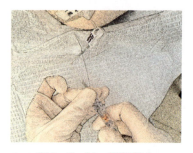
图2-3-24 更换接头

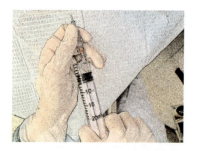
图2-3-25 肝素封管

(10) 每月定期冲洗：肝素封管，拔除无损伤针。

### 5. 注意事项

（1）任何型号的 PORT 都应使用无损伤针穿刺，使用期间常规 7 天更换维护 1 次。

（2）治疗间歇期应至少每 4 周脉冲式冲洗导管 1 次或者按照导管说明书冲洗，多腔导管需要脉冲式冲洗每 1 个导管。

（3）依据患者体型、港体位置、港体所在皮下组织、输注液体的浓度等选择无损伤针的型号。

（4）穿刺无损伤针时动作要轻柔，遇到阻力不可强行进针。

（5）无损伤针的斜面背对港体的导管锁接口，冲管时会更有效地冲洗储液槽，减少堵管及相关感染的发生。

（6）耐高压型 PORT 必须使用耐高压型输液港。

（7）回抽出凝血块或陈旧性血液时应弃去 2～3 ml，然后再行脉冲式彻底冲洗导管。

（8）当对透明敷料过敏时，可使用无菌纱布妥善固定，48 小时更换 1 次。

（9）使用过程中密切观察，一旦发现敷料松动、污染、穿刺点渗血或渗液应该立即更换。

（10）若无针输液接头内有血液残留应及时更换。

（11）如果患者是锁骨下静脉植入的 PORT，在输液时出现了需要变化体位才能顺利输入药物时，要及时汇报医生，尽早行 X 线检查，判断是否出现导管夹闭综合征。

（12）严禁使用非耐高压型 PORT 和无损伤针高压注射造影剂，防止导管破裂。

## 十、健康教育

### 1. 术前健康教育

（1）告知患者 PORT 的基本构造、功能及型号，以及留置寿命、注意事项等。

（2）耐心解释植入 PORT 的大致过程，如使用何种麻醉方式、术中使用的耗材、大致费用及术中注意事项。

（3）术中、术后可能发生的并发症。

（4）术后如何日常自我维护。

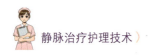

（5）与患者及家属进行讨论，根据患者的生理心理因素、疾病因素、生活习惯及个人喜好等选择合适的位置留置港体。

（6）患者与家属完全了解并同意后，在知情同意书上签字。

### 2. 术后健康教育

（1）患者术后伤口出现渗血和渗液、疼痛及贴膜卷起等现象，应及时到医院更换。

（2）患者术后若出现呼吸困难、胸痛等不适应及时到医院就诊。

（3）PORT 植入术后 24 小时内，应减少植入侧的肢体活动。

（4）可以进行日常工作、适当的家务劳动、沐浴、散步、打太极等舒缓运动，禁止植入侧肢体提取过重物体，避免做托举哑铃、引体向上等剧烈运动，禁止射击等活动。

（5）上臂植入 PORT 的患者，为了防止导管扭转断裂要避免做手臂大幅度活动的运动，如打网球、排球、羽毛球等。

（6）术后手术部位或沿导管走向部位会有一些酸痛感，通常会在 1~3 天好转。

（7）植入后港体周围和沿导管走向的局部皮肤可能会出现青紫，通常会在 1~3 周自行消退。

（8）任何 PORT 在使用时都必须连接无损伤针；只有耐高压型 PORT 才可以进行高压注射，并且必须使用耐高压型无损伤针。

（9）治疗间歇期 PORT 一般每 4 周维护 1 次，或者依据产品说明书建议的时间进行维护。

（10）无损伤针常规 7 天更换 1 次，若使用无菌透明敷料则 7 天更换 1 次透明敷料，若使用纱布敷料则需要 2 天更换 1 次。使用期间出现敷料卷边、破损、潮湿等异常都需要立即更换。使用期间穿刺部位有疼痛、烧灼、红肿、渗血及渗液等情况时，需要及时告知医护人员。

（11）请将 PORT 识别卡或者 PORT 维护手册随身携带，尤其是在治疗期间，以方便操作者了解相关信息。

### 3. 特殊注意事项

（1）禁止使用非耐高压的 PORT 进行高压注射（如进行增强 CT 或 MRI 检查）。

（2）PORT 植入在上臂时，禁止在同侧上臂测血压。

（3）出现下列情况需立即告知医护人员进行处理：①穿刺部位或沿导管

走向出现红肿、疼痛、烧灼感。②出现低血压或不明原因的寒战、发热(体温＞38℃)等。③置管侧上臂或肩颈出现不适,如疼痛、肿胀、烧灼感等。

#### 4. 使用耐高压型 PORT 的注意事项

(1) 使用前要评估患者的 PORT,确认其为耐高压型。

(2) 严格无菌操作原则使用耐高压型无损伤针。

(3) 抽回血通畅后使用 20 ml 生理盐水脉冲式冲管,连接输液接头。

(4) 患者需随身携带耐高压型输液港的识别卡、输液港维护记录本或者病历本,以方便医护人员核对。

# 第三章

# 其他静脉治疗通路

## 第一节 骨髓内输液通路装置

### 一、概述

骨髓腔输液通路装置是一种快速、安全、有效地建立血管通路的方法,能为休克、严重创伤等循环衰竭的患者迅速建立输液路径,赢得抢救时间。骨髓腔被称为"永不塌陷的静脉",有许多高度分化的微小静脉网,能够快速吸收大量液体和药物,通过髓静脉窦流入骨中央静脉通道,并迅速转运至体循环中,输液的速度受骨髓腔大小及骨髓腔输液针直径的影响。美国心脏协会(AHA)在2015版《心肺复苏指南》中再次强调:当不能成功建立静脉通道时,应尽早考虑建立骨髓腔内通道。

#### (一)发展史

第一次科学地研究并记录骨髓腔输液(intraosseous infusion,IO)技术是在1922年。在第二次世界大战期间,战地医疗救治机构使用骨髓腔输液挽救了4000余名士兵性命。然而在1950年以后,由于静脉输液导管技术的迅猛发展,同时其他给药途径不断涌现,人们对骨髓腔输液的关注度有所降低,使其逐渐淡出临床。1986年,AHA正式批准将骨髓腔输液列入儿科的急救复苏程序当中。2005年AHA、欧洲复苏委员会(ERC)、国际复苏联络委员会(ILCOR)、美国急诊医师委员会(NAEMSP)的《治疗指南》中均推荐:在急救的过程中,建立血管通路时应该尽早考虑使用骨髓腔内通路,如成人在外周静脉穿刺2次不成功时应马上建立骨髓腔内通路,骨髓腔内通路至此再获大力推广。在2010年AHA的《心肺复苏指南》也再次强调:如果不能成功建立静脉通道,应尽早考虑建立骨髓腔内通路,且优于气管内给药通路。

第三章 其他静脉治疗通路

## (二)优点

骨髓腔输液通路具有操作成功率高、耗时短、易掌握的优势。即使是无经验的医务人员在经过培训及1小时的实际训练后,最终操作成功率可达88%。骨髓腔输液通路装置输液技术与外周静脉和中心静脉通路相比,操作成功率更高,耗时更短,具有极大的优势。

## (三)目前使用状况

骨髓腔输液技术作为建立血管通路的一种重要途径,应是急救人员的常规选择方案,当遇到危重患者和输液困难等情况时,医务人员能够在极短时间内建立骨髓腔内输液通路,挽救更多生命。在危重患者的抢救过程中,快速建立血管通路至关重要。对于心脏骤停的患者,需要通过血管通路给予肾上腺素、胺碘酮等药物治疗;对于感染性休克,需要通过血管通路给予快速补液及血管活性药物等治疗。骨髓腔输液不仅可将药物或液体快速输入血液循环,在其他方面亦有其优势。例如在血液系统疾病的治疗中,经骨髓腔进行造血干细胞移植用于治疗血液系统肿瘤已经进入临床试验阶段,其疗效好,且移植物抗宿主反应减轻;另外,还可经骨髓腔内通路获取血液样本进行实验室检查,为临床诊治提供更多信息。

## (四)原理

人体骨髓腔由网状海绵静脉窦状隙组成,其中有很多高度分化的非塌陷静脉网,包括垂直的(Haversian管)和水平的(Volkmann管)血流,与血液循环相通。当发生休克或因创伤而大量失血时,患者的外周静脉通常会发生塌陷,此时处于骨骼保护之中的骨髓腔静脉网因其特殊的骨质结构仍然保持非塌陷状态,且与体循环保持连接。在骨髓腔内的这些非塌陷性微小静脉网络可以像海绵一样能够快速吸收灌注到其周围的液体,通过髓静脉窦将其快速转运到体循环之中并加以吸收利用。在骨骺(近端和远端)的骨髓腔有一个巨大的血管和静脉窦系统。在向这个大网络进行骨髓腔输液期间,血液和液体快速通过骨髓腔的血管吻合系统,最终到达中心循环。

## (五)输液的速度

骨髓腔输液的速度是否能达到静脉输液的速度一直备受关注。因为骨髓腔内血管的压力通常相当于身体平均动脉压的1/3,一般为25~35 mmHg,所以,在输液过程中不同于静脉输液,骨髓腔输液需要适当加压。

## 二、规格及适应人群

目前可以应用的骨髓腔输液设备有传统的骨髓穿刺针和专业的骨髓腔输液装置。通常在不具备专业骨髓腔输液装置的情况下,可以选用传统的骨髓腔穿刺针。为保证骨髓腔输液通路的稳定,避免液体外渗,建议选择带有螺纹的骨髓穿刺针。穿刺针需要依据患者年龄、体重及皮下脂肪的厚度选取合适的型号。

应该根据患者的解剖结构、体重、组织深度和呈现的状态,通过临床判断来确定合适的套针(表3-1-1)。EZ-IO套针有3种不同长度和相关的体重范围可作为一般指导原则:15 mm,粉红色针座,3～39 kg体重范围;25 mm,蓝色针座,体重≥3 kg;45 mm,黄色针座,体重≥40 kg和(或)过多的软组织。在确定最合适的套针长度时和每次使用EZ-IO器械进行插入前,始终应该评估插入位点上方的组织深度。

表3-1-1 EZ-IO套针使用范围

| 规格(mm) | 患者体重(kg) | 部位 | 配图 |
| --- | --- | --- | --- |
| 15 | 3～39 | 常用于新生儿或婴幼儿胫骨近端和远端 | |
| 25 | ≥3 | (1) 常用于成人患者胫骨近端和远端<br>(2) 常用于儿童患者胫骨近端和远端,肱骨近端,股骨远端;新生儿和婴幼儿股骨远端 | |
| 45 | ≥40 | 常用于成人肱骨近端,或其他部位过多体表组织者 | |

## 三、穿刺方法及穿刺部位

**1. 穿刺方法** 专业的骨髓腔输液装置操作更为简便、快捷,根据驱动原理分为手动式、电动式及弹射式。

2. **穿刺部位** 理想的骨髓腔输液部位要具备以下特点：①骨皮质较薄，容易穿透；②有较容易辨别的骨性标志；③表面覆盖组织少；④容易在艰难的环境中完成操作。通常情况下，小儿患者骨髓腔输液选择的部位主要在胫骨的近端或远端、股骨的远端。成年患者骨髓腔输注部位多选择在胫骨、肱骨或胸骨柄。此外，桡骨、尺骨、骨盆、锁骨、跟骨等部位也可以应用。穿刺部位的选择应该充分考虑到患者的年龄、身体状况、穿刺装置和操作者的经验等因素，还应该以简单可行、不影响心肺复苏等抢救措施为原则。胫骨近端有较容易辨别的骨性标志，容易定位，且表面平坦，覆盖组织少，该部位距离患者胸部较远，不影响心肺复苏的实施，因此建议胫骨近端作为首选穿刺部位。

## 四、使用原则

### 1. 适应证

（1）任何疾病急需经血管通路补液治疗或药物治疗但无法建立常规静脉通路，均可采用骨髓腔输液进行治疗，包括心脏骤停、休克、创伤、大面积烧伤、严重脱水、持续性癫痫、呼吸骤停、恶性心律失常等（表3-1-2，表3-1-3）。

（2）短时间内无法成功建立静脉通路但急需补液或药物治疗的患者，如心跳呼吸骤停、严重出血、休克、ECMO患者等成人外周静脉穿刺2次不成功者。

表3-1-2 不可能建立静脉通路紧急情况的实例

| 紧急情况及实例 | 紧急情况及实例 |
| --- | --- |
| 过敏反应 | 呼吸功能受损/呼吸停止 |
| 意识水平变化 | 痉挛/癫痫持续状态 |
| 快速序贯诱导 | 心律失常 |
| 烧伤 | 心功能受损 |
| 心搏骤停 | 脱水 |
| 血容量过低 | 糖尿病酮酸中毒 |
| 严重创伤 | 药物过量 |
| 快速气管插管的必要性 | 晚期肾脏疾病 |
| 血流动力学不稳定 | 休克 |
| 败血症 | 镰状细胞危象 |
| 脑卒中（中风） | 低温治疗适应证 |

表 3-1-3　不易建立静脉通路非紧急但治疗上有必要的情况

| 治疗目的 | 治疗目的 |
| --- | --- |
| 需要抗生素治疗 | 疼痛患者 |
| 胸痛 | 需要诱导通路的患者 |
| 脱水 | 需要手术镇静 |
| 代谢紊乱 | 外科手术 |
| 需要全身麻醉 | |

### 2. 相对禁忌证

（1）成骨不全。

（2）严重骨质疏松。

（3）皮下组织过厚（如严重肥胖）和（或）缺少足够的解剖学标志（也可能是由于婴儿/瘦小儿童的肌肉或身体状态的变化或肱骨不发达所致）。

（4）在过去 48 小时内于目标骨接受或尝试过建立骨内通路。

### 3. 绝对禁忌证

（1）骨折部位、具有成骨不全、严重骨质疏松等骨折高风险的患者。

（2）穿刺部位接受过重大整形外科手术、安装假肢或人工关节。

（3）穿刺部位感染。

## 五、穿刺部位的选择

### （一）穿刺部位的选择

骨髓腔穿刺时可选择的部位包括胫骨近端、胫骨远端、肱骨、股骨远端、胸骨、跟骨、桡骨茎突、骨盆、锁骨等。其中，胫骨近端内侧面具有易定位、骨面平坦、覆盖的皮下软组织菲薄等特点，是使用穿刺仪器穿刺时最常选择的部位；而胫骨远端内侧面的骨皮质和覆盖骨的皮下软组织均较薄，是手动穿刺最常选择的部位。

### （二）体位与穿刺点定位

#### 1. 成人、青少年、肥胖儿童胫骨近端定位

（1）穿刺体位：患者置于仰卧位，用卷起的毛巾垫于患者膝盖下方，使其腿微微弯曲，暴露穿刺部位，明确胫骨隆突的位置。

(2)穿刺点:胫骨粗隆的解剖学标志位于髌骨下缘约 3 cm 处(图 3-1-1);穿刺点位于胫骨粗隆内侧 2 cm 处的胫骨平坦处。

**2. 新生儿、婴儿、儿童胫骨近端定位**

(1)穿刺体位:取仰卧位,腿轻微弯曲、臀外旋。

(2)穿刺点:胫骨粗隆解剖学标志位于髌骨下缘约 1 cm(图 3-1-2)处;伸直下肢,穿刺点位于胫骨粗隆内侧约 1 cm 处的胫骨平坦处。

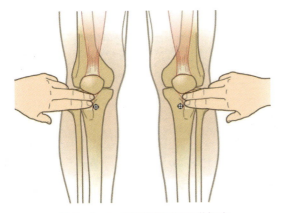

图 3-1-1　胫骨粗隆解剖学标志

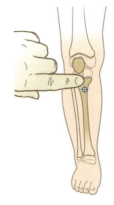

图 3-1-2　胫骨平坦处

**3. 成人、青少年、肥胖儿童胫骨远端定位**　穿刺点位于内踝最突出部位的近端约 3 cm 处(图 3-1-3)。触摸胫骨的前部和后部边界,以确认穿刺部位在胫骨平坦部位,即内踝近端 3 cm 处,约 2 横指。

**4. 新生儿、婴儿、儿童胫骨远端定位**　穿刺点位于内踝最突出部位的近端 1~2 cm 处。触摸胫骨的前部和后部边界,以确认穿刺部位在胫骨平坦部位,即内踝近端 1~2 cm 处,约 1 横指(图 3-1-4)。

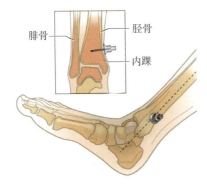

图 3-1-3　内踝最突出部位的近端约 3 cm

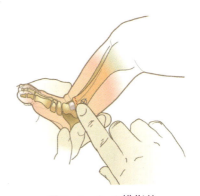

图 3-1-4　1 横指处

### 5. 肱骨近端

（1）穿刺点定位方法（图3-1-5，图3-1-6）：将患者的手放在腹部（肘部内收肱骨内旋）；将你的手掌放在患者肩部前面，你手掌下面感觉像"球"的区域大致是目标区域（图3-1-7）。即使是肥胖患者，如果你向深处按压也应该能感觉到这个"球"。定位方法：将一只手的尺侧垂直于腋窝放置（图3-1-8），将另一只手的尺侧在上臂侧面沿中线放置（图3-1-9），将你的双手拇指放在患者肩部（图3-1-10）。

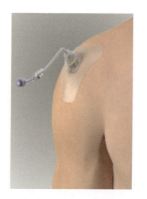

图3-1-5 肱骨穿刺点

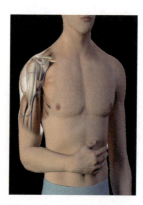

图3-1-6 肱骨示意图

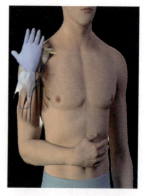

图3-1-7 手掌触摸"球"

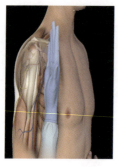

图3-1-8 尺侧垂直于腋窝

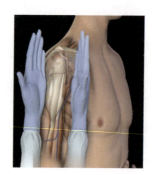

图3-1-9 上臂侧面沿中线

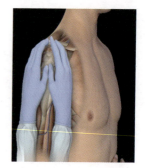

图3-1-10 双拇指放于肩部

（2）穿刺点：沿距双手尺侧中线由下至上深触诊定位穿刺点，从肱骨至外科颈之间深触诊。穿刺点位于大结节最突出的部分，成人为外科颈上方1~2cm（图3-1-11）。

### 6. 股骨远端位点指定仅适用于新生儿/婴儿/儿童

（1）穿刺体位：取仰卧位，伸直双腿，以确保膝盖不弯曲。

（2）穿刺点：伸直下肢，通过触诊确认髌骨上缘（图3-1-12），穿刺点位于髌骨上缘向上1~2cm处。

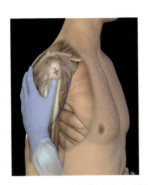

图3-1-11 肱骨近端穿刺点

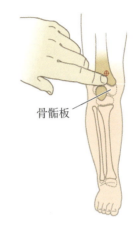

图3-1-12 通过触诊确认髌骨上缘

### (三) 骨髓腔内穿刺步骤

**1. 消毒** 使用葡萄糖氯己定或碘伏进行消毒，戴无菌手套，铺无菌巾。

**2. 穿刺** 左手中指与示指固定穿刺部位，右手持传统骨髓穿刺针或专业骨髓腔输液设备（图3-1-13），在胫骨/股骨与骨平面呈90°穿刺进针，在肱骨与人体解剖学平面呈45°穿刺进针（图3-1-14）。使用电动穿刺仪穿刺，需按住触发器，轻轻将导针穿过组织，注意避免过度用力；若使用手动穿刺针，则通过扭曲或旋转运动穿透骨皮质，在穿刺过程中如遇较大的阻力，注意保持压力的稳定。当突然出现落空感时，表明针已经穿透骨皮质层到达骨髓腔，穿刺针在骨质内固定。

**3. 回抽** 拔除穿刺针针芯，通过接口导管将针与10ml注射器连接，如果回抽到骨髓即可确定位置正确。

**4. 固定** 使用胶带将穿刺针和输液管路稳妥固定在腿上，同时腿需制动防止松动或移位。

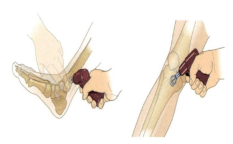

图 3-1-13 左手中指与示指固定穿刺部位,右手持枪

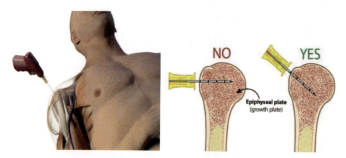

图 3-1-14 肱骨 45°进针

## 六、操作技术

1. **物品准备** 皮肤消毒液、无菌手套、无菌电动骨髓腔穿刺针、10ml 注射器、利多卡因、连接管、加压输液袋、最大无菌屏障消毒包、一次性手术衣。

2. **操作流程** 具体操作流程如图 3-1-15 所示。

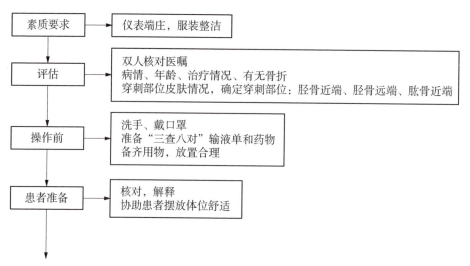

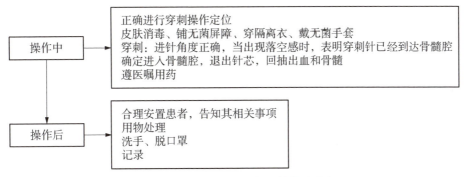

图 3-1-15　骨髓腔穿刺置管操作流程

3. **评分标准**　具体评分标准如表 3-1-4 所示。

表 3-1-4　评分标准

| 项目 | 分值 | 考核要点 | 扣分点 | 扣分 | 得分 |
| --- | --- | --- | --- | --- | --- |
| 素质要求 | 5 | 仪表端庄,服装整洁 | 一项不符合要求-1 | | |
| 评估 | 3 | 双人核对医嘱 | 少核对一项-1;未双人核对-2 | | |
| | 3 | 评估患者病情、治疗情况、药物过敏史 | 一项未评估-1 | | |
| | 2 | 评估穿刺部位皮肤情况 | 一项未评估-1 | | |
| 操作前 | 2 | 洗手、戴口罩 | 不符合要求-2 | | |
| | 2 | 备齐用物,放置合理 | 缺一用物-1 | | |
| 操作中 | 2 | 向患者解释目的与注意事项 | 不符合要求-2 | | |
| | 2 | 患者体位摆放舒适 | 不符合要求-2 | | |
| | 2 | 操作前核对 | 不符合要求-2 | | |
| | 2 | 插输液器,排气,套输液加压袋 | 不符合要求-2 | | |
| | 2 | 评估并选择穿刺部位:胫骨近端、胫骨远端、肱骨近端 | 一项不符合要求-2 | | |
| | 2 | 穿刺点定位→正确进行操作定位 | 不符合要求-2 | | |
| | 2 | 准备 3M 胶布、无菌透明贴膜(保持无菌) | 不符合要求-2 | | |
| | 2 | 消毒皮肤 | 不符合要求-2 | | |

(续表)

| 项目 | 分值 | 考核要点 | 扣分点 | 扣分 | 得分 |
|---|---|---|---|---|---|
| | 2 | 选择合适穿刺针 | 一项不符合要求-1 | | |
| | 2 | 第2次消毒皮肤,直径不超过第1次消毒范围 | 不符合要求-2 | | |
| | 2 | 铺无菌屏障,正确打开留置针包装,完全打开包装纸 | 不符合要求-2 | | |
| | 2 | 穿隔离衣、戴无菌手套 | 不符合要求-2 | | |
| | 2 | 穿刺枪与穿刺针连接 | 一项不符合要求-1 | | |
| | 2 | 检查穿刺针完好 | 不符合要求-2 | | |
| | 2 | 左手绷紧皮肤,右手持穿刺枪以45°或90°进针(根据穿刺部位) | 不符合要求-2 | | |
| | 2 | 当出现落空感时,表明针已经到达骨髓腔 | 不符合要求-2 | | |
| | 2 | 退出针芯 | 不符合要求-2 | | |
| | 2 | 接连接管及10ml注射器 | 不符合要求-2 | | |
| | 2 | 回抽出血和骨髓 | 不符合要求-2 | | |
| | 2 | 以穿刺点为中心,贴无张力贴膜 | 不符合要求-2 | | |
| | 2 | 敷贴上注明留置日期并签名,固定 | 不符合要求-2 | | |
| | 2 | 根据病情调节滴速、观察、记录 | 一项不符合要求-1 | | |
| | 2 | 再次核对 | 不符合要求-2 | | |
| | 2 | 告知患者注意事项,定时观察补液是否通畅、穿刺点有无外渗等 | 一项不符合要求-1 | | |
| 操作后 | 2 | 合理安置患者 | 不符合要求-2 | | |
| | 2 | 告知患者相关事项 | 不符合要求-2 | | |
| | 2 | 处理用物方法正确 | 一项不符合-1 | | |
| | 2 | 洗手 | 未洗手-2 | | |
| | 2 | 正确记录 | 不符合要求-2 | | |
| 评价 | 1 | 与患者交流时态度和蔼、语言文明 | 不符合要求-1 | | |
| | 2 | 步骤正确、操作熟练 | 一项不符合-1 | | |
| | 2 | 操作时间符合标准 | 不符合要求-2 | | |

第三章 其他静脉治疗通路

(续表)

| 项目 | 分值 | 考核要点 | 扣分点 | 扣分 | 得分 |
|---|---|---|---|---|---|
| 理论提问 | 4 | 表述清楚、音量适中 | 一项不符合要求-2 | | |
| | 6 | 回答内容正确 | 一题不正确-3 | | |
| 总分 | | 100 | | | |

**4. 操作图解** 具体操作步骤如下。

(1) 评估患者,选择穿刺部位(图3-1-16,图3-1-17)。

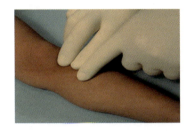
图3-1-16 选择部位

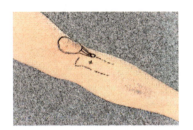
图3-1-17 标记穿刺点

(2) 消毒穿刺部位,铺无菌治疗巾,固定穿刺部位(图3-1-18)。

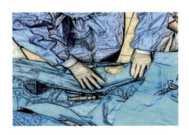
图3-1-18 铺无菌治疗巾

(3) 穿刺(图3-1-19~图3-1-21)。

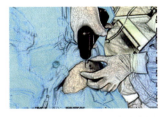
图3-1-19 骨髓枪穿刺

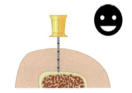
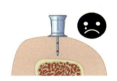
图3-1-20 穿刺深度示意图

093

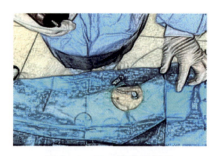

图 3-1-21 撤除骨髓枪

（4）进入骨髓腔，撤除针芯，预充连接管（图 3-1-22，图 3-1-23）。

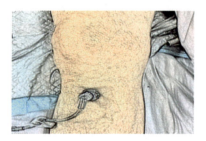

图 3-1-22 撤除针芯

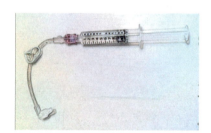

图 3-1-23 预冲连接管

（5）固定穿刺套管，连接输液器（图 3-1-24，图 3-1-25）。

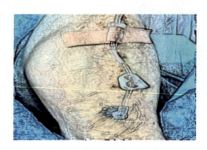

图 3-1-24 用透明贴膜固定穿刺针

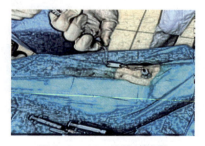

图 3-1-25 连接输液器

5. 注意事项

（1）以穿刺点为中心，直径 15 cm，由内向外对皮肤消毒 2～3 次。若患者意识清楚，可在皮内、皮下组织和骨膜注射 20～30 mg 利多卡因止痛。

（2）穿刺：左手拇指与示指固定穿刺部位，右手持传统骨髓穿刺针或专业骨髓腔输液设备，在胫骨/股骨与骨平面呈 90°穿刺进针，在肱骨与人体解剖学平面呈45°穿刺进针。使用电动穿刺仪，需按住触发器，轻轻将导针穿过组织，注意避免过度用力；若使用手动穿刺钉穿刺，则通过扭曲或旋转运动穿透骨皮质。在穿刺过程中如遇较大的阻力，注意保持压力的稳定。当突然出现落空感时，表明针已经穿透骨皮质层，到达了骨髓腔，穿刺针在骨质内固定。

(3) 冲管(必要时给予麻醉)：用5～10 ml生理盐水冲洗骨髓腔输液导管，以便输液顺畅。对于意识清醒有疼痛感觉的患者，必要时给予利多卡因麻醉。通过骨髓腔内通路输入2%利多卡因40 mg，时间应＞2分钟，然后用5～10 ml生理盐水冲洗骨髓腔输液导管，而后再输入2%利多卡因20 mg，时间应＞1分钟。输液期间疼痛时随时重复给予利多卡因，如果通过骨髓腔内通路给予利多卡因无效时，可考虑全身的疼痛控制。利多卡因过敏者禁忌使用。

(4) 穿刺点保持无菌，防止感染。输注时，可使用加压袋加快输注速度。晶体、胶体、血制品及各种药物(包括复苏药物和血管活性药物等)均可通过骨髓腔输注，剂量与其他通路相同。目前不推荐经骨髓腔输入化疗药物，输入高渗溶液时亦需谨慎。

(5) 骨髓腔内通路建议留置时间＜24小时，特殊情况最长可留置时间＜96小时。拔除导管时，使患者的腿保持稳定，在顺时针旋转骨髓穿刺针的同时轻轻向外退出。拔除穿刺针后需加压止血＞5分钟，然后用无菌敷料覆盖并按压穿刺点，用胶布固定。

## 七、常见并发症及处理

尽管骨髓腔内输液是一项相对安全的技术，但仍有一些潜在的并发症。

1. **液体外渗**　是骨髓腔内输液技术中最常见的并发症，多因穿刺过浅、过深、留置时间过长、导管脱出，以及在同一骨骼尝试多次骨髓腔内置管等引起。一旦发现有液体外渗应立即停止给药，拔出穿刺针。如果大量的液体外渗没有被及时察觉，会造成局部肌肉及皮下组织的坏死，严重者可引起骨筋膜室综合征。因此必须加强对穿刺点的监测，及时对早期液体外渗进行识别并正确处理，避免严重并发症的发生。

2. **感染**　骨髓腔内通路置入后可能引发蜂窝织炎、局部脓肿、骨髓炎等感染。其中骨髓炎是较为严重的感染性并发症，穿刺针的移位或留置时间过长、穿刺处污染、患有菌血症等都可能是骨髓炎发生的危险因素。在专业的骨髓腔内输液装置应用前的早期文献报道，骨髓炎的发生率为0.6%，多与留置时间过长相关。越早拔除骨髓腔内穿刺装置，则感染风险发生率会越低。故一旦发生感染，应拔出穿刺针，给予充分抗感染治疗，必要时引流。

**3. 其他少见并发症** 包括误入关节内、穿刺针断裂、骨折、脂肪栓塞等，但并未发现骨髓腔内输液对骨内结构及成分产生明显影响。总之，为避免并发症的出现，应严格遵循无菌操作，严密监测穿刺部位，严格控制留置时间，一旦患者周围循环改善，则可以换用其他方式输液。

## 第二节　持续皮下输液和通路装置

### 一、概述

持续皮下输液和通路（胰岛素泵），是指人工智能控制的胰岛素输入装置。胰岛素泵治疗是通过人工智能控制，以可调节的脉冲式皮下输注方式，模拟体内基础胰岛素分泌水平；同时在进餐时，根据食物种类和总量设定餐前胰岛素及输注模式，以控制餐后血糖。自第一台胰岛素泵问世以来，胰岛素泵得到了不断的发展，从体积庞大到便携小巧，并不断实现胰岛素的精准输注，能更好地实现糖尿病患者的血糖控制。随着新技术的发展，具备实时动态血糖监测和胰岛素泵的整合技术逐渐应用于临床。实时动态胰岛素泵系统把实时动态血糖监测、胰岛素泵和糖尿病管理软件整合为一体，以帮助糖尿病医生和患者更加及时、有效、安全地控制血糖，优化糖尿病的管理。

1963 年，Dr. Arnold Kadish 设计了世界上第 1 台胰岛素泵。这个系统的体积很大，需要患者双肩背在身上才能使用，使用不方便，未能在临床中大规模使用。在 20 世纪 70 年代后期，随着电子技术的发展，便携式的胰岛素泵陆续开始出现。但是，这个时期的胰岛素泵普遍在输注精度和电池寿命两个方面有较大的缺陷，也阻碍了胰岛素泵在临床中的大规模应用。1979 年，Minimed 公司的创始人兼首席执行官 Al Mann 教授进行胰岛素泵的开发和研究，借助研发心脏起搏器的技术优势，经过不断的努力，终于开发了一款输注精度有显著提高的胰岛素泵，并在 1983 年正式问世。这款精确输注、外观小巧的胰岛素泵广受医生和患者的喜爱，也正式开启了胰岛素泵逐步在临床应用的新时代。

### 二、胰岛素泵的应用现状

如今，胰岛素泵的使用在国际上已有 30 年历史。目前全球胰岛素泵的用户近百万人，其中 1 型糖尿病患者占绝大多数。2006 年底国际上出现新一代带有实时动态血糖监测功能的胰岛素泵。2009年国际上出现带低血糖自动停止输注功能的更新一代胰岛素泵,并在2013年底通过美国食品药品监督管理局(FDA)认证。胰岛素泵疗法在治疗使用多针注射血糖控制不佳的患者方面,能够在整体血糖控制上取得显著、可重复、可持续的改善。胰岛素泵进入中国市场近20年,目前个人长期使用泵者近5万。现约有3000多家医院开展了胰岛素泵治疗。据推测每年超过50万患者在住院期间接受短期胰岛素泵强化治疗。

## 三、优点

### 1. 胰岛素泵有利于更好地控制血糖
(1) 可减少胰岛素吸收的变异。
(2) 可平稳控制血糖,减少血糖波动。
(3) 可明显减少低血糖发生的风险。
(4) 更少的体重增加。
(5) 改善糖尿病围术期的血糖控制。

### 2. 胰岛素泵可提高患者的生活质量
(1) 可提高患者的治疗依从性。
(2) 提升患者满意度。

## 四、常见并发症及处理

持续皮下输液和通路装置(胰岛素泵)输注和植入不当会引起一系列临床护理问题,如针头堵塞或胰岛素吸收障碍、管路滑脱、疼痛、出血等。

### (一) 针头堵塞

#### 1. 原因及分析
(1) 输注导管内进入血液或其他体液,造成针头堵塞。
(2) 重复或超时使用输注管路可引起胰岛素结晶沉淀,堵塞针头。
(3) 使用的针头太细、多次分离,多次暂停输出,也容易在针头处形成胰岛素结晶沉淀,致使针头堵塞。
(4) 患者过于消瘦、进针角度不当,导致皮下软管折叠。

#### 2. 预防及处理
(1) 评估患者体型,建议消瘦的患者选择钢针及斜插式管路,钢针部位首

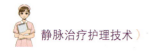

选腹部。

（2）建议管路更换时间选择在餐前大剂量执行前，有助于清除更换管路后针头中可能存在的血液或皮肤组织，减少堵塞的发生。

（3）避免超时或重复使用输注管路，需立即更换输注管路。

（4）减少分离次数，避免使用过细针头。

### （二）胰岛素吸收障碍

**1. 原因及分析**　穿刺针植入至皮下硬结、瘢痕、脂肪增生或萎缩区域。

**2. 预防及处理**

（1）穿刺针植入前，评估患者植入部位皮肤情况，注意避开皮肤感染、皮下硬结、腰带。

（2）注意避开摩擦处、妊娠纹、脂肪增生或脂肪萎缩的区域，肥胖患者应避开皮肤褶皱处。

（3）及时更换植入部位及输注管路。

（4）对长期佩戴胰岛素泵的患者，有计划地更换植入部位。

### （三）管路滑脱

**1. 原因及分析**

（1）因出汗多或皮肤表面水分多而导致敷贴松脱。

（2）因不能有效地固定，随着人体活动，针头自动脱出体外。

（3）因针头埋置在腰带、衣物摩擦处，活动时摩擦造成针头挪动而脱出体外。

**2. 预防及处理**

（1）植入前，先评估植入部位皮肤情况，必要时可先备皮。

（2）采用皮肤准备液，将装置牢牢固定在皮肤上，以避免出汗导致置针处的皮肤移位。

（3）将输注管路安置在运动时很少活动的部位，如臀部。

（4）严格遵守操作规程，规范植入并固定，牢固连接输注管路。

（5）及时做好日常观察和护理。每班至少检查1次胰岛素泵、管路及针头等，及时发现和处理针头或管路脱出。

（6）每2～3天更换输注管路。

（7）加强患者胰岛素泵的相关健康教育，强调胰岛素泵的管路应稳固，避免滑脱。运动前做好胰岛素泵、针头及管路等监护工作,妥善固定胰岛素泵针头及管路,避免剧烈活动。

(8) 若患者躁动,应用约束带适当加以约束,以防意外拔针或拔管。

### (四)疼痛

1. 原因及分析　植入部位及深度不正确,针头直接触及末梢神经;心理异常敏感而感觉疼痛;局部皮肤存在感染。

2. 预防及处理

(1) 正确选择植入部位,深度适宜。

(2) 根据患者情况选择适合的输注管路。

(3) 植入时应快速进针。

(4) 对长期佩戴胰岛素泵的患者,有计划地更换植入部位。

(5) 定期按时观察注射部位,如发现感染则及时更换部位。

(6) 做好胰岛素泵相关健康教育,在植入过程中安抚患者。

### (五)出血

1. 原因及分析　植入部位及深度不正确,输注管路针头刺伤血管。

2. 预防及处理

(1) 正确选择植入部位,避免刺伤血管。

(2) 植入时若见回血,应立即拔针并按压植入部位;若有凝血功能障碍,应延长按压时间。

(3) 立即更换输注管路并重新选择植入部位。若形成皮下血肿,立即报告医师,遵医嘱予以处理。

(4) 记录出血情况,如瘀斑、血肿大小及范围,必要时给予冰敷 15 分钟,并注意观察,避免冻伤。

### (六)感染及硬结形成

1. 原因及分析　超时、重复使用输注管路;不规范轮换部位;出汗、衣物摩擦等外界因素刺激;患者对管路或敷贴过敏;植入前局部皮肤存在潜在感染。

2. 预防及处理

(1) 植入前做好皮肤消毒。

（2）每班检查输注部位至少1次，注意观察植入部位周围皮肤有无红肿、压痛。

（3）每2～3天更换输注管路及规范轮换植入部位，避免重复超时使用输注管路。

（4）当植入部位发生疼痛时，检查疼痛是否由于衣服、皮带摩擦引起，观察疼痛处有无红肿、渗出。

（5）当输注部位出汗较多时，增加输注管路的更换频率。

（6）观察并记录感染及硬结的发生时间、部位、范围。

（7）发生局部硬结时轻柔按摩，外涂喜疗妥软膏。

## 第三节 椎管内通路装置

### 一、概述

自1979年Wang等首次将吗啡用于蛛网膜下隙控制疼痛以来，鞘内镇痛用于治疗慢性顽固性疼痛在全世界范围得到了广泛认可。

植入式椎管内通路是一个将导管放入蛛网膜下隙，将导管与一个特制的输注泵相连接，泵内储存镇痛药，泵体埋置于腹部皮下，根据患者评估设置药物输注参数，通过体外遥控装置调整的药物输注系统。基本原理为：药物可直接进入脑脊液，避免药物穿过血脑屏障，靶向针对特殊受体[阿片受体、γ-氨基丁酸A型受体（GABA）、N-甲基-D-门冬氨酸受体（NMDA）及钠钙通道等]，小剂量药物（与常规口服药物剂量比例为1∶300）可减少全身不良反应和直接针对病变处给药，具有起效更快、更有效的特点。

**1. 鞘内药物输注系统的原理** 通过损伤感受器将"疼痛"信号传至脊髓后角，脊髓后角神经释放P物质，其触发神经元将疼痛信号传至大脑，阿片类药物可以抑制P物质的释放，从而阻断疼痛信号的传递，使疼痛的感觉减轻。

**2. 鞘内药物输注的优势** 治疗常规镇痛疗法无法减轻的病痛；可降低口服阿片类药物的不良反应，例如恶心、呕吐、镇静及便秘；可减少或避免口服镇痛剂；增强日常生活能力；对脊髓电刺激治疗无效的患者可有效镇痛。

**3. 鞘内药物输注治疗的发展过程** 鞘内药物输注治疗在国际上已经有30多年的历史，是目前国际上公认的治疗顽固性疼痛的先进疗法。

（1）1982年，临床上第1次应用植入式的鞘内药物输注系统进行鞘内吗啡输注治疗。

(2) 目前,已有近6万左右的患者接受了鞘内药物输注系统治疗。

(3) 鞘内药物输注系统于2003年底在国内开展。

(4) 随着鞘内镇痛药物在临床应用和规范化管理工作的开展,自2012年以来,鞘内药物输注系统已经广泛应用于各种癌性、非癌性难治性疼痛的治疗。

(5) 两种方法埋入式输注系统及其附件(硬膜外/脊髓腔埋入式导管):根据疼痛部位选取相应的脊髓节段作为硬膜外穿刺点,用穿刺针以侧斜入法行硬膜外穿刺,经标准技术确认达硬膜外腔后,顺利置入埋入式导管,导管在硬膜外腔内至少保留10cm;鞘内植管均选择腰段穿刺,埋入式导管管尖放置于疼痛部位相应的脊髓节段,植管成功后再将导管通过离穿刺点10~15cm的皮下隧道引至前腹并将连接输液壶埋入患者腹部皮下,通过专用无损伤蝶形弯针透过皮肤插入输液壶。

## 二、使用原则

### (一) 适应证

(1) 癌性疼痛:患者口服阿片类药物有效但剂量极大或不能耐受药物的不良反应,或患者不能口服镇痛药物,预期寿命>6个月。

(2) 难治性非癌性疼痛:如无手术适应证的轴性颈部和腰背痛、腰背部术后疼痛综合征、复杂性区域疼痛综合征、幻肢痛或残肢痛、带状疱疹后神经痛、周围缺血性疼痛、脊髓损伤,以及其他如慢性难治性心绞痛、肌强直和痉挛等;传统治疗方法疼痛控制不佳(中重度疼痛)、不适合进一步保守治疗,或其他手术、介入治疗,心理学评估可耐受。

### (二) 禁忌证

(1) 严重全身或局部感染、脓毒血症、菌血症或败血症,以及凝血功能障碍等。

(2) 对埋入式输注系统或导管所含的某种材料产生过敏反应。

(3) 治疗中使用的药物与埋入式输注系统或导管所含的某种材料不相容。

(4) 如果患者导管导入所选部位组织不宜此类操作,或者患者所选部位曾经做过放疗处理。

(5) 有静脉血栓病史者。

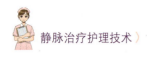

(6) 肝素诱发血小板缺乏症。

(7) 药物依赖或成瘾,心理状态不稳定,药物输注系统植入禁忌证如大脑及椎管内占位性病变。

### 三、穿刺技术

#### (一) 输注系统植入

(1) 开放静脉通道,连续监测血压、心电图、脉搏、氧饱和度。

(2) 取侧卧位,选择导管进入的水平(第2~3腰椎或更低位置),在选定区域注射局麻药。

(3) 选定埋入式输注系统输液壶的位置,应该在骨结构上(常选择肋骨为基础)于下胸部(肋弓下缘)注射局麻药。

(4) 在选定的入口处做一个小切口,用穿刺针进入硬脊膜或蛛网膜下隙。

(5) 硬膜外置管者以疼痛区域相应脊神经支配节段为穿刺点,穿刺入硬膜外腔后置管。在侧腹壁做一长约3cm弧形切口,钝性分离皮下组织,植入药物输液港。在背部穿刺点与输液港之间建立一个皮下隧道,引出植入导管并与输液港连接,固定输液港后缝合皮肤切口,皮外通过蝶形针插入输液港,外接电子微量输注器。

#### (二) 导管的冲洗

硬膜外或鞘内注射埋入式输注系统不可用肝素化、浓度为0.9%氯化钠(NaCl)溶液进行冲洗。在使用后,可用浓度为0.9%氯化钠(NaCl)溶液0.5~1ml对系统进行冲洗。

#### (三) 术前与患者良好沟通

采用植入式药物输注系统治疗前必须和患者本人及家属做好沟通,既要鼓励患者面对现实,积极治疗,又要客观而详细地向患者介绍治疗的目的、效果、存在的风险和不良反应,以及治疗费用等,避免产生不必要的医疗纠纷。晚期癌痛患者大都在家庭中度过生命的最后时期,更换外接输注器药盒、调节剂量,甚至简单的输注器故障排除都需要患者本人或家属承担。

#### (四) 注意事项

(1) 需要做好与患者的沟通,带管回家的患者需做好宣教工作。

(2) 术中严格掌握无菌操作。
(3) 必须使用无损伤针穿刺药盒，以免药盒隔膜渗漏。
(4) 建议每次注射使用一个 0.2μm 细菌过滤器。
(5) 避免使用体积<10ml 的注射器冲洗药盒导管和加药，以免压力过大，造成导管破裂。

## 四、出院宣教

(1) 为了保证最佳的镇痛效果和安全，除了定期电话回访指导调整剂量和辅助药物外，在患者出院前要反复向患者及家属讲解、培训、交代注意事项，提供科室和床位医生的联系方式。
(2) 告知阿片类药物的取得和配置方法。
(3) 及时调整药物剂量。
(4) 定期更换蝶形无损伤穿刺针，预防感染。
(5) 教会局部清洁与换药方法。

## 五、常见并发症及处理

### (一) 导管不畅和药物渗漏

(1) 植入导管后经数字减影血管造影或 C 臂机 X 线下确认导管是否到位、有无蜷曲。
(2) 为防止术后患者活动致导管滑出或移位，植入时要保证导管在椎管内至少有 5～6cm，在穿刺部位将导管和皮下组织缝合至少有 5～6cm，在穿刺部位将导管和皮下组织缝扎。
(3) 导管在与输液港连接前，再次确认导管位置无误，硬膜外管用 5ml 注射器可以无阻力注入生理盐水，回抽无血、无液体，鞘内置管可见脑脊液通畅滴出。
(4) 皮下固定输液港后，在缝合切口前经蝶形针再次注入 5ml 生理盐水，观察是否通畅、有无阻力和输液港药液外溢。

### (二) 药物不良反应

术后 24～72 小时患者开始出现药物不良反应，主要包括过度镇静、恶心、呕吐、腹胀、便秘和尿潴留等。术后需要对患者进行仔细的观察，根据镇痛情况进行剂量调节，并及时对并发症进行处理。

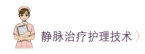

### (三)手术并发症的处理

晚期癌症患者体质较差,多处于恶病质阶段,容易出现营养不良而导致局部感染和脂肪液化,故手术应在无菌手术室和介入治疗室内规范实施。在放置输液港时要注意距离皮下脂肪层一定距离,至少皮下1 cm。术后一旦患者出现局部胀痛、渗出、发热,可先查看植入点局部有无波动感,确定有异常情况后及时拆线引流。

# 第四章

# 血管通路附加装置的应用

## 第一节 概述

### 一、定义

血管通路附加装置又称输液给药的附加装置,包括输液接头、三通、单腔多腔延长管、肝素帽、管路内过滤器、手动流速控制装置等。

### 二、特殊要点

(1)所有的输液装置、附加装置和无针输液接头应使用螺旋扣(luer-lock)设计,确保连接安全。根据输液的方式和输入溶液的类型,按规定时间更换输液装置,包括附加装置。如疑似污染或当该装置或者产品的完整性受损时,应立即更换。

(2)当更换外周装置或插入中心血管通路装置(CVAD)时,也应更换输液装置和附加装置。

(3)尽可能减少使用输液附加装置,因为每多一个装置都有被污染、错误使用和断开的风险。如需使用,尽可能使用整体的输液装置。

(4)使用输液装置时应记录使用日期和变更日期,根据输液类型及溶液决定更换频率(表4-1-1、表4-1-2)。

表4-1-1 不同输液类型输液装置的更换频率

| 输液类型 | 输液装置 | 更换频率 |
| --- | --- | --- |
| 持续性输液 | 主要和次要装置 | <96小时更换1次 |
| 间歇性输液 | 主要和次要装置 | 每隔24小时 |
| 血流动力学和动脉压力监测 | 一次性或可重复使用的传感器和(或)圆帽及系统的其他组成部分,包括输液装置 | 每隔96小时 |

表4-1-2 不同溶液输液装置的更换频率

| 液体溶液类型 | 输液装置 | 装置更换频率 |
| --- | --- | --- |
| 全血和成分血 | 持续使用或使用一次性装置 | 每4小时结束后 |
| 静脉内脂肪乳剂（IVFE） | 持续使用或使用一次性装置 | 每隔24小时 |
| 肠外营养 | 持续注入,使用静脉内脂肪乳剂 | 每隔24小时 |
|  | 持续注入,不使用静脉内脂肪乳剂 | 每隔24小时 |
|  | 循环或间歇注入 | 每隔24小时 |
| 异丙酚注射 | 持续使用或使用一次性装置 | 每隔6~12小时 |

## 第二节 输液接头

### 一、概述

输液接头是连接输液器和导管的输液附加装置,主要用于保护导管接口,防止接口因反复操作而被污染。可分为有针连接(肝素帽)和无针连接。有针连接如肝素帽等需要钢针连接输液,存在针刺伤和断开的风险。无针连接是通过给药装置和(或)注射器连接到血管通路装置接口,或通路装置上进行间歇输液,消除针头及由此产生的针刺伤害,以此来保护医务人员。中华护理学会静脉治疗专业委员会发布的《输液治疗护理实践指南与实施细则》建议,肝素帽可用于外周静脉留置导管,不建议用作 CVC 及 PICC 导管的输液接头装置。

无针输液接头的发明始于20世纪90年代,2000年美国政府签署《针刺安全预防法》后在美国迅速普及。2002年美国《CDC输液指南》已推荐使用无针系统连接静脉输液管。2004年进入我国市场,经过10多年的发展,无针输液接头的种类也不断更新换代。2014年中国国家卫生和计划生育委员会发布的《静脉治疗护理技术操作规范》指出,输液接头宜选用螺旋接口。

### 二、输液接头类型及特点

**1. 肝素帽** 由乳胶塞、收缩膜、接头和端帽(选配)组成,与各种输液导管接头配套使用,可反复穿刺。但易发生针刺伤。

**2. 无针接头** 根据其内部机制可分为分隔膜接头(split septum

connector)和机械阀(luer-activated mechanical valve)接头;根据其机制,又可分为负压、恒压和正压接头。

所有的无针输液接头在预防中央导管相关血流感染(central line associated blood stream infection,CLABSI)和降低血栓性堵管的发生率无明显的优势,但表面光滑的输液接头更容易于可视冲洗效果。

## 三、使用原则

无针输液接头可以减少血液回流,使用不同机制的无针接头,导管冲封管后夹闭和分离的顺序也不同。通过装置外观无法判断内部为何种机制,使用时应提前了解无针接头的类型,并进行正确的操作。3种不同机制的输液接头分离顺序如表4-2-1所示。

表4-2-1 3种输液接头的分离顺序

| 类型 | 方法 |
| --- | --- |
| 正压接头 | 先分离后夹闭导管 |
| 恒压接头 | 无需夹闭或按顺序夹闭导管 |
| 负压接头 | 先夹闭后分离导管 |

## 四、输液接头更换及冲封管流程

1. **用物准备** 治疗车、治疗盘、治疗巾、20ml空注射器、生理盐水、酒精棉片、肝素钠1支、1ml空针、10ml空针

2. **操作流程** 见图4-2-1。

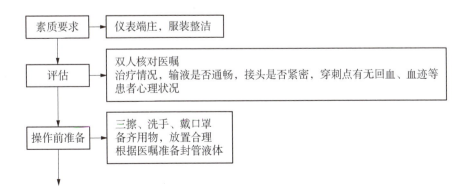

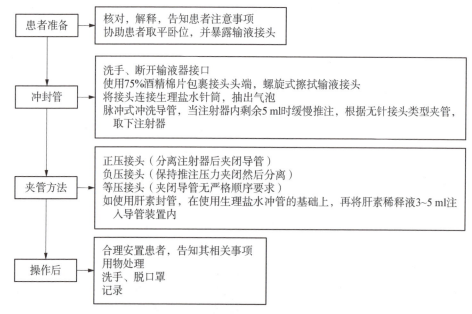

图 4-2-1　更换输液接头及冲封管流程

**3. 操作图解**　具体操作过程如下。

（1）评估接头情况（图 4-2-2）。

（2）准备用物（图 4-2-3）。

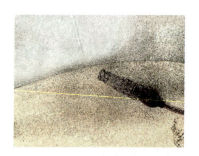

图 4-2-2　评估接头类型

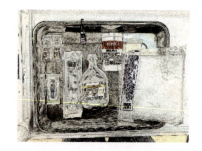

图 4-2-3　物品准备

（3）断开输液接头（图 4-2-4,图 4-2-5）。

（4）酒精消毒接头,螺旋式擦拭消毒接头表面（图 4-2-6）。

（5）连接接头,抽出气泡（图 4-2-7～图 4-2-9）。

（6）脉冲式冲洗导管,断开夹闭夹子（根据接头类型按顺序进行）（图 4-2-10,图 4-2-11）。

第四章 血管通路附加装置的应用

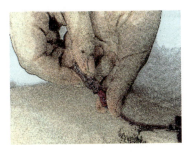

图4-2-4 断开接头

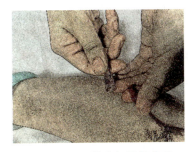

图4-2-5 接头与导管分离

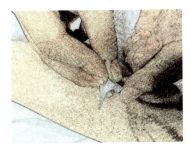

图4-2-6 酒精消毒接口

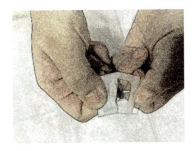

图4-2-7 打开无菌接头

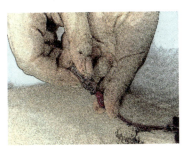

图4-2-8 连接接头

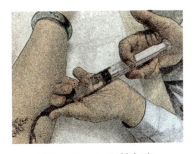

图4-2-9 回抽气泡

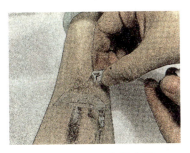

图4-2-10 夹闭夹子

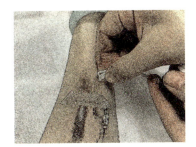

图4-2-11 断开空针

| 109

（7）必要时肝素封闭导管。

**4. 注意事项**

（1）封管应冲洗导管，减少管腔内堵塞和导管相关性血流感染（CR‑BSI）的风险。

（2）按医嘱使用生理盐水或肝素稀释液封闭导管（肝素稀释液 10 U/ml 配制方法：0.16 ml 肝素加至 100 ml 生理盐水）。

（3）冲管时应使用脉冲式冲洗，确保导管冲洗干净。

（4）严格掌握无菌操作原则。

（5）断开时根据无针输液接头的不同类型，执行不同的夹闭程序。

## 第三节　过滤器

### 一、概述

输液不良反应的原因较多，常见于微粒污染、微生物污染、药物配伍禁忌等。合理使用过滤器，可以防止液体中肉眼可见或不可见的难溶性颗粒进入人体，减少微粒对人体的危害，保证输液安全。输液过滤设备是指输液器近患者端的过滤装置，由带微孔滤膜构成，根据需要可过滤掉直径不等的微粒。

### 二、使用范围及类型

**1. 静脉输液**

（1）脂类或胃肠外营养液。

（2）全血及成分血。

（3）中药制剂。

（4）抗生素。

（5）化疗药物。

**2. 目前临床常见的过滤器**　过滤器的类型见表 4‑3‑1。

（1）输液滤过孔径有 15 μm、10 μm、5 μm、1.2 μm 和 0.2 μm。

（2）输血过滤器 170～260 μm。

表4-3-1 过滤器类型

| 输入种类 | | 滤过孔径(μm) | 更换时间(小时) |
|---|---|---|---|
| 晶体溶液 | | 0.2 | 24 |
| 含脂混合物 | | 1.2 | 12 |
| 肠外营养 | 不含油脂的肠外营养液 | 0.2 | 24 |
| | 含脂肪的乳剂(三合一) | 1.2 | 24 |
| 全血及成分血 | | 170~260 | 4 |
| 脊柱内用药 | | 0.2 | 一次性使用 |

## 三、护理要点及注意事项

（1）输液前根据药物性质选择合适规格的过滤器。

（2）输液过程中及时观察过滤器内药物蓄积情况及输液速度有无减慢，如有问题需妥善处理。

（3）对具有过滤细菌、微粒和气泡作用过滤器的更换，应与更换输液器一同进行；用于输全血及成分血的过滤器推荐每4小时更换1次和（或）与输血器一同更换。

（4）加强患者教育。向患者解释使用输液过滤器的益处及可能对输液速度产生的影响，取得患者的理解与配合。

（5）由于药物在过滤器内的蓄积，输液速度可能会减慢，在输液过程中要加强巡视，必要时及时更换输液器。

## 第四节　其他附加输液装置

### 一、血管通路固定装置

#### （一）概述

固定装置是由不同材质做成的用于固定输液导管和输液肢体，从而保护输液导管的完整性，预防导管移位和脱出，便于液体输入的装置，固定血管通路装置的方法不会影响对穿刺部位的评估和监测，也不会影响血液循环或药物治疗。

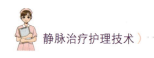

目前,应避免使用胶布和缝合线来取代固定装置,因为非无菌胶布卷会被致病菌污染;缝合固定除了会支持生物膜的生长、增加导管相关血流感染,还会导致操作人员针刺伤。

**(二)血管通路装置的敷料类型及优缺点**

1. **施乐扣** 可调节卡扣适用于所有带孔固定翼的中心静脉导管,减少了缝合固定的针刺伤及感染的风险。

2. **固定敷料**

(1)无菌透明敷料:便于观察穿刺点情况及固定情况,透气性差的透明敷料易造成皮肤损伤。

(2)抗菌敷料(葡萄糖氯己定抗菌透明敷料):对于易感染的人员可预防导管相关性血流感染的发生。缺点是价格比较昂贵。

3. **使用原则**

(1)根据原则选择合适的固定装置。

(2)长期使用黏性导管固定装置应观察是否出现医用胶相关皮肤损伤(MARSI)。

(3)可以使用皮肤保护剂减少医用胶相关皮肤损伤。

(4)严格按照规定定期进行护理和更换敷料。如敷料的完整性受损或敷料受潮、有渗液或血液,应按规定立即更换。

## 二、三通接头

1. **规格** 三通接头是单向三通管。分为普通三通、延长管三通(其长度为 10 cm、25 cm、50 cm)及耐药三通。

2. **适用范围** 在明确没有药物配伍禁忌的情况下,可同时连接或输注两种药物。

## 三、血液和液体加温器

1. **概述** 血液和液体加温器是一种用于血液或液体的电加热装置,设有导热体、电热芯及保温壳。导热体置于电热芯内,是可以开合的两个半圆柱体,保温壳包在电热芯外面。

2. **规格** 分为输液恒温加热器、新型输液热敷器。

3. **适用范围** 可用于日常输血、输液,可在血液透析和血液过滤中使用。

## 四、流速调节装置

1. **概述** 流速调节装置,是指通过控制输液管道或液体数量,达到治疗目的的机械或电子装置。20世纪80年代前,主要使用输液夹螺旋式或滚动式夹放在输液管上,控制输液速度。其原理是挤压输液管道达到控制流速的目的。

2. **规格** 输液调节夹、微量注射泵、输液泵;根据其结构和功能将其分为固定点泵和非固定点泵;体外泵和可植入泵;机械泵、电子泵和重力泵;容积泵和蠕动泵等。

3. **适用范围** 新生儿、严重心功能不全患者、输血、血管活性药物、化疗药、止痛药等。

## 五、静脉血管显影装置

1. **概述** 1997年,美国华盛顿医学中心的静脉治疗专科护士Claudette Boudreaux尝试应用超声引导静脉穿刺,超声探头帮助护士清楚地观察血管状态,从而提高穿刺的成功率,减少组织损伤。

2. **规格** 可见光透视仪、近红外光谱技术、血管超声等。

3. **适用范围** 用于静脉穿刺置管及静脉血管显露差的患者。

## 六、压脉带

1. **概述** 压脉带又称止血带,是1886年埃斯马赫发明的一种橡皮管。在静脉输液、静脉输血或采集血液标本时,正确的使用止血带可以增加静脉充盈度,并且仅影响静脉血回流而对动脉血流无影响。

2. **规格** 目前各种新产品层出不穷,简单的如橡皮管止血带,高级的如卡扣式带、自动气压带、电动脉压带灯,推荐使用不含乳胶扁宽的一次性压脉带。

3. **适用范围** 在常规治疗及救治中静脉输液、静脉抽血、静脉输血等。

# 第五章

# 静脉输液治疗相关并发症

## 第一节 静脉治疗操作相关并发症

### 一、机械性静脉炎

#### (一)外周留置针所致

**1. 原因**

(1) 导管材料:小静脉粗导管,将较粗的导管置入较细的静脉对血管壁和内膜的摩擦所造成。

(2) 穿刺技术:反复穿刺、穿刺不当,静脉血管内膜损伤。

(3) 固定不良,穿刺侧肢体活动过度,在更换敷料或更换延长管时引起导管移动等。

(4) 送管时绷皮技术不好。

(5) 导管附着微粒物质。

**2. 预防**

(1) 严格执行无菌技术操作:在进行静脉穿刺时要严格无菌观念。

(2) 合理选择血管通路和型号,有计划地更换注射部位以保护静脉;避免关节部位穿刺,首选前臂静脉,尽量避免选择下肢静脉置留置针,如特殊情况或病情需要在下肢静脉穿刺,输液时可抬高下肢 20°~30°,加快血液回流,缩短药物和液体在下肢静脉的滞留时间,减轻其对下肢静脉的刺激。

(3) 提高穿刺技巧,提高一次性穿刺成功率,禁止二次穿刺;掌握进针速度与角度,避免损伤静脉内膜,理解并掌握封管技术。

(4) 稳定固定导管和输液管避免移动,嘱患者避免留置针肢体过度活动,必要时可适当约束肢体;同时注意穿刺部位上方衣物勿过紧,并加强对穿刺部位的观察及护理。

# 第五章 静脉输液治疗相关并发症

### 3. 处理

（1）立即拔针，更换对侧手臂或另一根静脉输液，抬高患肢，促进血液回流。

（2）局部用药，局部采用75％乙醇或50％硫酸镁热湿敷；喜辽妥软膏或七叶皂苷凝胶涂擦。

（3）超短波理疗或中药治疗。

## （二）PICC所致机械性静脉炎

PICC作为有创操作，其并发症的发生不容忽视，尤其是静脉炎的发生。机械性静脉炎是PICC置管后出现的最为常见的并发症之一，发生率高，常发生于穿刺后48～72小时，好发于穿刺点上方8～10cm处，它是由于各种机械刺激损伤静脉壁而出现的炎症反应，属于急性无菌性炎症，明确诱发因素，采取恰当的防护措施，将有助于减少机械性静脉炎的发生。

**1. 静脉炎诊断标准** 依据美国静脉炎输液护理学会的静脉炎分级标准进行诊断（表5-1-1）。

表5-1-1 静脉炎分级标准

| 级别 | 症　　状 |
| --- | --- |
| 0级 | 无临床症状 |
| 1级 | 局部疼痛、红肿或水肿，静脉无条索状改变，未触及硬结 |
| 2级 | 局部疼痛、红肿或水肿，静脉条索状改变，未触及硬结 |
| 3级 | 局部疼痛、红肿或水肿，静脉条索状改变，触及硬结 |
| 4级 | 局部疼痛，伴有发红或水肿，有条索状物形成，可触摸到条索状静脉＞2.5cm，并有渗出 |

**2. 原因** 机械性静脉炎是PCC穿刺、置管过程中，穿刺鞘和导管对静脉内膜、静脉瓣的机械摩擦、刺激引发的变态反应，导致血管痉挛和血管内膜的损伤，激惹静脉壁发生炎性反应。

导管置入困难是机械性静脉炎的高发因素，机性静脉炎的发生与PICC导管置入是否顺利、穿刺的次数以及导管送入的速度有关。PICC导管插入受阻主要发生在极度营养不良、血容量不足、血管塌陷的患者，如血管条件差致反复穿刺、或血管痉挛、导管尖端紧贴血管壁、血管扭曲畸形的情况。从头静脉穿刺置管时,送管受阻部位常发生于导管置入15~20cm的头臂静脉与锁骨下静脉成角处。这是由于头静脉进入腋静脉处形成的角度较大,有小分支与颈外静脉或锁骨下静脉相连,在臂部上升部还有狭窄,最易引起置管困难,此时如果用力推送导管,将可能出现血管内膜受损。血管内膜受损后释放组胺、5-羟色胺、缓激肽、前列腺素及前列环素等炎性介质,这些物质能扩张细小血管使血管通透性增加,血液从血管中渗出,形成局部炎症并产生红、肿、热、痛,炎性区域的代谢产物可刺激局部组织增生形成硬结,导致机械性静脉炎。

(1) 导管未到达预期位置是机械性静脉炎的好发因素。在PICC置管操作中,有少部分患者会出现反复多次送管仍无法送至预测长度,继而以中等长度保留导管,但发现接近80%的患者在置管后2周内出现程度不等的静脉炎症状。另外,由于患者血管瓣膜或分叉的解剖变异,可导致导管抵着瓣膜或血管分叉处而不能插管到位。当输注高浓度药物时,血浆渗透压改变导致血管内皮细胞脱水而变得粗糙,血细胞易聚集成血栓;输注刺激性较大的药物引起局部静脉痉挛,导致局部组织的缺血、缺氧、坏死,形成机械性静脉炎。

(2) 导管漂移与脱出是机械性静脉炎的易发因素。导管漂移与脱出一直是PICC导管护理的难点。姜红等认为,导管漂移与导管细软、活动过度、血管收缩、血液流动、体位改变引起胸腔压力改变等因素有关,并在其研究中发现1例穿刺处固定牢固无移位的导管发生多处漂移现象,即从上腔静脉漂移至头臂静脉,又从头臂静脉漂移至颈静脉,再从颈静脉下又至上腔静脉,经上腔静脉又漂移至右心房。导管漂移不仅导致导管位置的改变,影响治疗效果,而且易造成对血管内膜的机械性损伤,从而引起机械性静脉炎。手臂屈伸时,特别是肘下穿刺置管者,肌肉带动导管在穿刺点内外来回进出,增加了导管与血管的机械性摩擦,引发机械性静脉炎。有研究证实,穿刺部位的剧烈活动与机械性静脉炎的发生率存在相关性。

(3) 其他因素。有学者观察发现机械性静脉炎者多是过敏性体质。因为过敏体质的患者容易对导管材料及敷料过敏,而引发静脉炎及皮肤感染,所以此类患者应用PICC要慎重。置管后加压包扎时间过长、绷带包扎过紧,可造成肢体肿胀。置管后局部如用绷带包扎,松紧度以塞进两手指为宜,压迫时间不宜>6小时。

**3. 预防**

(1) 正确评估置管部位。操作者在选取穿刺部位时,首先应避开穿刺侧远端有损伤或皮肤、皮下组织有感染灶处,由于胸部或腋部手术后,血管与皮肤粘连,静脉血管解剖位置变形,导管通过困难,易致插管失败或发生机械性静脉炎。因此,避免使用乳腺或腋部曾做手术一侧的手臂,避免使用硬化或损伤的血管。穿刺时要选择粗大、弹性好的血管,贵要静脉管径粗直,静脉瓣少,途径也最短,故作为首选血管。而最佳穿刺方法是超声引导下应用改良的塞丁格技术在上臂进行穿刺。若在肘下穿刺其穿刺点应是肘横纹下 2 cm 的位置。穿刺点过低,血管相对较细,且导管易随着手臂肌肉的屈伸在穿刺点内外来回进出,不但容易造成穿刺点出血及感染,还会引起机械性静脉炎和血液回流障碍等并发症。

(2) 合理选择置管时机。化疗可使血管上皮细胞增生、坏死,血管弹性降低、管壁变厚、管腔变小、静脉萎缩变细,降低了穿刺的成功率,而且置管后更易引起血管壁机械性损伤而导致静脉炎,故尽量避免在曾输注化疗药物的血管置管。最好选择在化疗前 2 天给予 PICC 置管,使机体对导管有一个适应过程再进行化疗,避免导管本身和化疗药物两者同时作用于血管,增加静脉炎的发生率。

(3) 正确摆放置管体位。穿刺前正确的体位摆放可以减少导管对血管壁的刺激,提高置管的成功率。置管时,嘱患者平卧于床,穿刺侧上肢外展 90°,头偏向穿刺侧,下颌向下紧贴肩膀,防止导管误入颈内静脉。对于无意识的患者,应协助其摆放体位或用手压迫穿刺侧颈内静脉口。对有严重呼吸困难不能平卧的患者可取半卧位穿刺置管,穿刺侧手臂与躯干垂直。新生儿取穿刺侧上肢与躯干成 45°的体位置管。

(4) 严格规范置管操作,预防机械性静脉炎的发生。首先应根据患者的血管情况选择型号适宜的导管,以防止导管过粗引起的血液流速减慢,以及导管在血管内形成异物刺激造成上肢肿胀、疼痛、静脉炎。穿刺前以无菌生理盐水冲洗手套上的滑石粉,以减少其微粒对血管内膜的刺激。同时将导管充分地浸泡在生理盐水中,以增加润滑度,减少对血管内膜的损伤。其次,提高一次插管的成功率,在置管过程中动作轻柔,避免快速推送导管和反复牵拉,以免造成静脉痉挛而无法送管。一旦发生静脉痉挛可暂停送管,待 2~3 分钟后再缓慢送管,停止推送导管期间要间断推注生理盐水防止堵管,切忌反复硬插,否则易致血管内膜损伤而发生静脉炎。对于血管粗直的患者,送管不宜过快,动作要轻柔,以减轻对血管内膜的机械性损伤。遇阻力时不能强行送管,以免发生导管反折。目前,随着 PICC 导管的广泛应用,可在 B 超引导下置入 PICC 导管,根据影像动态了解导管头端位置,置管顺利,从而显著减少机械性

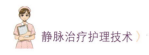

静脉炎的发生率。置管后必须常规拍摄X线胸片,以确保导管尖端应达上腔静脉下1/3段位置。

(5) 早期干预,防患于未然。置管后的导管固定尤为重要。有报道显示,将导管拉至与手臂成垂直位置后,增加了导管进出的阻力,使导管受牵拉时不会移动,即使手臂屈伸肌肉牵拉也不会影响导管的进出,从而降低了导管脱管及进管的可能性。固定稳妥后,应告知患者置管后尽量放松术肢,避免剧烈活动,避免负重>3kg的物品,减少肌肉运动对血管壁的挤压。同时减少血管壁与导管之间的摩擦,使机体逐步适应导管,避免机械性静脉炎的发生。但也不能制动,由于PICC导管的置入,影响了局部血流,易引起穿刺侧肢体肿胀或机械性静脉炎,可做手指屈伸锻炼,建议采用积极的预防措施。国外学者提出,在置管后的前5天,每天给予局部温热敷3～4次,每次20分钟;即在置管24小时后,选择穿刺点上方5cm处,沿穿刺静脉走行将10cm×10cm的静脉炎贴敷于患者上臂皮肤,待静脉炎贴颜色发白后(5～7天)取下,对预防机械性静脉炎有一定的效果。PICC已在临床上广泛使用,在认可其优势和便利的同时,对其并发症的发生必须给予高度重视,机械性静脉炎即是其中一项常见的并发症。防护的重点在于熟悉其诱发因素,从而有的放矢地实施主动干预措施,体现预防为主、防治结合的原则。

**4. 处理方法** 置管前后采取一系列有效措施,可以降低机械性静脉炎的发生率,但是并不能绝对避免。所以,一旦发生机械静脉炎,及时采取处理措施非常重要。有关这方面的研究资料总结如下。

(1) 用复方七叶皂苷凝胶外涂,具有抗炎止痛作用。使用时将其涂一薄层于炎症局部(穿刺部位除外),每日1次或多次,一般3～5天可好转。

(2) 针对不同程度静脉炎的对症处理。①1度:局部涂以喜疗妥软膏,次日并行局部按摩,每日4次,5天内均可痊愈;②2度:局部热敷20分钟/次,并涂以喜疗妥软膏,多数患者于7天左右痊愈;③3度:经微波治疗每次30分钟,每日1次,共5次,并涂以喜疗妥。

(3) 如意金黄散用茶水、醋或蜂蜜调制,涂于置管的静脉上方,避开穿刺点,用纱布包裹。如意金黄散是一种复方中药粉剂,其中含有姜黄、大黄、黄柏、苍术、厚朴、陈皮生天南星、甘草、白芷、天花粉等,具有消炎活血、散淤消肿、止痛、改善微循环、解除局部血管痉挛、疏通气血等作用,蜂蜜具有消热、解毒、润燥、止痛作用。采用此种方法治疗机械性静脉炎治愈率高,能使导管达到预期的保留时间,避免了非常规拔管。

（4）局部用25％硫酸镁湿敷，每日3次，每次20分钟，同时可结合红外线、超短波等理疗，以促进血液循环，减轻局部疼痛及水肿。

（5）局部贴爱立敷薄型敷料，能有效预防和治疗静脉炎，能提供适度湿润减少血管壁的损伤，低氧和无氧环境促进血管的修复，微酸环境能使血管始终处于理想的愈合状态，无菌和防感染给予血管恰当的保护。

## 二、穿刺点渗液

PICC穿刺处偶尔会发生一些不明原因的渗液现象，渗出液多为无色透明或淡黄色液体。渗液常常从贴膜周边渗出，造成贴膜、导管、皮肤之间黏附不牢固，甚至贴膜脱落。渗液是细菌的培养基，增加了感染机会，易造成导管感染，对皮肤产生刺激，出现发红湿疹。需要频繁更换敷贴，增加患者的医疗费用和医务人员的工作量，有时不得已情况下要在穿刺点上方放置无菌纱布吸附渗液。穿刺点渗液发生的原因目前尚不明确。

### （一）渗液发生的可能原因

1. **纤维蛋白鞘形成** 纤维蛋白鞘包裹部分导管后导致输液时液体流向发生改变，输注的液体中有少量从穿刺点渗出，常表现为输液时穿刺处出现渗液。可遵医嘱使用尿激酶溶解纤维蛋白鞘。出现穿刺处渗液时用紫外线照射治疗，同时合并使用抗生素预防感染。

2. **低蛋白血症** 低蛋白血症造成血浆胶体渗透压降低，导致液体向血管外渗出，形成皮下水肿，渗液顺穿刺处渗出体外。可根据病人检查结果，遵医嘱适量补充人血清蛋白。

3. **体内导管破裂** 导管于穿刺点下、血管外的位置发生破损，输注液体时液体可从导管破裂处顺穿刺点流出体外。此时可进行血管造影检查，及时修剪或拔出导管。

4. **淋巴管损伤** 浅淋巴管位于皮下，与浅静脉伴行，肘部淋巴管丛与浅静脉伴行，任何介入性操作均可引起组织不同程度的损伤，导致淋巴液顺导管引流至穿刺处。PICC置管时如损伤淋巴管，可导致淋巴液渗漏，大量外漏即会影响患者全身营养状况。反复淋巴液渗出还增加导管并发症的风险和维护的困难。肿瘤患者化疗后机体抵抗力下降，皮肤黏膜保护屏障能力下降，一旦PICC淋巴液渗漏，不但不易愈合，而且还容易造成穿刺口的感染、过敏、血栓等并发症的发生。

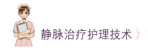

## （二）处理方法

（1）纤维蛋白鞘形成而导致的渗液，应用尿激酶溶栓治疗。

（2）低蛋白血症造成的渗液，遵医嘱适量补充人血清蛋白。

（3）淋巴漏渗液的局部处理原则：吸收渗液、促进穿刺口愈合、减少并发症。

1）穿刺点局部放加压垫，减少渗出。

2）少量渗液时，应用爱立敷黏性敷料，可以减少频繁更换贴膜的次数，保持局部皮肤干燥。

3）大量渗液用自黏性软聚硅酮有边型泡沫敷料，是一种新型的软聚硅酮泡沫高分子有机化合物敷料，自黏性软聚硅酮有边型泡沫敷料，具有高吸性，而且可最大限度地减轻渗出物对皮肤的浸渍，减压能力强，防止浸润导致的局部感染，材料柔软，透气性好，不会粘连穿刺周围皮肤及导管，防止敷料粘连而引起的过敏及皮疹，可每周换药1次。

## 三、血肿和出血

### （一）原因

（1）凝血机制异常的患者，比如肝病患者、血小板减少者、白血病患者、应用抗凝药物的患者、透析肝素化的患者，拔管时未延长按压时间，血液未完全凝固，渗入皮下组织形成血肿。

（2）误穿动脉而未确切止血。拔针后按压方法和时间不正确。

（3）多由于定位及穿刺方法不正确，操作者短时间内在同一穿刺点反复穿刺，使血管壁形成多个针孔造成皮下渗血。

（4）使用外周留置穿刺及撤钢针时操作不熟练、动作不稳，使留置针穿破血管壁。

（5）短时间内在穿刺点上方加压，进行静脉穿刺失败后立即在肢体上绑止血带。

（6）PICC操作时局部反复盲目穿刺，皮肤穿刺点与血管穿刺点过近。

（7）PICC穿刺置管后如果不注意局部压迫止血，导管自由进出穿刺点频繁，上肢未限制活动。

### （二）预防

提高穿刺技巧，提高一次性穿刺成功率，穿刺时动作轻巧、稳、准，把握好进针角度。

# 第五章 静脉输液治疗相关并发症

## （三）处理方法

（1）如一侧穿刺不成功，可改为对侧手臂穿刺，禁止在原穿刺点反复操作，以避免出现血肿。局部隆起疑有血肿应立即停止穿刺并拔针，更换对侧手臂或另一根静脉输液，局部加压止血，抬高肢体。若已形成血肿者，根据血肿范围大小采取相应的措施。小血肿无需特殊处理，大血肿者早期可用冷敷促进血液凝固，48小时后再给予热敷促进淤血吸收，减轻局部疼痛。

（2）PICC置管成功后，除了在穿刺点上方用一块小方纱加压止血外，常规应用弹性绷带加压包扎止血6小时，效果较好，可避免穿刺点的出血。使用导管固定器，解决导管自由进出的问题。

（3）凝血机制不佳的患者，置管完毕后，穿刺点处放置无菌明胶海绵，或加压止血垫，然后再用弹性绷带加压包扎止血。必要时穿刺点上方放置水袋加压止血（用袋装500ml生理盐水，比沙袋卫生，临床上易获取）。也可采用手指在穿刺点加压止血。

（4）置管后及时做好健康宣教，嘱患者24～72小时尽量避免穿刺部位的过度活动。置管后上肢适当控制活动，禁提重物。

## 四、神经损伤

### （一）原因

（1）解剖因素：多发生于PICC置管患者，由于上臂穿刺区域解剖复杂，静脉位置较肘部深，肱动静脉伴行，神经淋巴管都较丰富，损伤神经后肢体出现麻木的感觉，如手指麻木、手掌麻木、手臂麻木或肢体有刺痛感，相应关节功能受限，或穿刺血管时患者感到剧痛，难以忍受，过后出现神经支配相应部位的麻木、无力、功能障碍等外周神经受损的症状。不同的上臂静脉穿刺其神经损伤明显不同，肱静脉最高，贵要静脉其次，头静脉最少。这主要与上臂静脉和神经的解剖结构有关。PICC置管中首选的贵要静脉起于手背静脉网的尺侧，上行至臂中部穿深筋膜汇入肱静脉，其紧密伴行的仅一条较细的前臂内侧皮神经至肘关节前下方逐渐与贵要静脉分行。肱静脉伴行于肱动脉的两侧，上行至大圆肌下缘处汇合成腋静脉，其伴行较粗的神经有正中神经、尺神经、桡神经。其中正中神经伴肱动脉沿肱二头肌内侧沟下行，在臂上部位于肱动脉的外侧，在臂中点平面越过动脉前方，然后向下行走于肱动脉内侧至肘窝。尺神经在臂上部位于肱动脉内侧，在臂中点上方离开肱动脉，穿臂内侧肌间隔进入臂后区。桡神经在臂上部行于肱动脉后方,绕肱骨中段背侧转向外下方至臂后区。位于肘关节上方的头静脉,其后方伴行前臂外侧皮神经,故穿刺头静脉时不易损伤神经。因此,肱静脉穿刺置管导致神经损伤的概率高于贵要静脉和头静脉;而正中神经紧密伴行肱动脉,发生损伤的概率最高。

(2)置管人员因素:穿刺护士欠缺临床经验,未能熟练地使用超声影像技术做好置管前的评估,通过辨别神经的影像和位置来避免置管中的神经损伤。穿刺时对穿刺角度和速度欠缺,穿刺失败而被动选择其他神经伴行丰富的静脉,增加了神经损伤的风险。

### (二) 处理方法

(1)外周浅静脉穿刺时,尽可能选择显影较好的静脉,并需熟悉手臂神经与血管的解剖结构与走向,进针的深度应根据患者体型胖瘦及血管显露情况而定,尽可能一次成功。当患者出现剧痛时,需更换穿刺部位,避免损伤外周神经。

(2)PICC穿刺时合理选择穿刺区域与静脉。根据上臂静脉与神经分布特点,将上臂由近心端(腋窝线)向远心端方向(肱骨内上髁)平均划分为上、中、下3个区域。因上臂上段区域走行靠近腋下,环境潮湿,血管深,加之神经向上走行时增粗,穿刺时更易损伤神经,故不建议选择。头静脉因解剖及走行特点,容易发生机械性和血栓性静脉炎。贵要静脉穿刺时不易触碰其伴行的较细的前臂内侧皮神经,因此上臂置管首选上臂下中段区域的贵要静脉。

(3)利用超声影像做好评估与定位。超声能清楚地显示神经的声像图,神经的横断面声像图表现为圆形或椭圆形的低回声结构,内部由点状回声组成,周边为高回声,纵断面显示神经干均呈束状,边界整齐,在超声引导下穿刺还能显示穿刺针的行进轨迹。置管前,通过超声沿着神经分布区系统地纵向和横向扫查,明确神经的位置与静脉的关系,选择最安全的区域及静脉穿刺,可以在穿刺过程中调节一些变量如穿透深度、增益等参数来更好地识别神经。

(4)提高穿刺技术及评估和处理能力。提高置管护士的穿刺技术及评估处理能力,是预防和减少严重神经损伤发生的重要因素。开展此项技术前,置管护士需完成院内外PICC置管理论的系统培训和PICC资格认证;同时接受超声影像学知识的培训,能够辨别超声影像中神经的声像特点。在穿刺过程中,重视患者的主诉,一旦患者主诉手指麻木、刺痛、电击样疼痛,应立即拔出穿刺针,重新使用超声评估后并更换部位或静脉;同时熟悉不同神经损伤的临床症状,加强观察,及时请神经科会诊处理。

## 【案例1】机械性静脉炎

1. **静脉炎分级**　美国静脉输液护理协会(INS)标准。
2. **诊断**　患者孔某,男,直肠癌术后伴肝转移。于2016年11月3日行全身化疗,行PICC置管术,选择右侧贵要静脉,置管长度44cm,臂围为26cm。术后4天(11月7日)于穿刺点上方沿静脉走向出现发红、肿胀、疼痛。考虑为PICC置管并发症:机械性静脉炎(图5-1-1)。

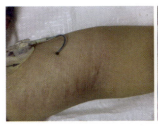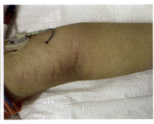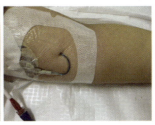

图5-1-1　机械性静脉炎

3. **处理**
(1) 抬高患肢,促进血液循环。
(2) 局部外敷,每日增加热敷次数,由2次增加至3次,湿热毛巾外敷于贴膜上方,每次20分钟,注意水温,避免烫伤。
(3) 使用水胶体敷料代替贴膜,用于输液所致血管周围损伤和静脉炎具有非常好的疗效。

4. **预后**　2016年11月11日患者右手臂沿PICC管处局部皮肤及静脉走向较之前明显好转,无肿痛,皮肤颜色正常,体温正常。嘱办理出院手续,给予出院健康教育。

## 第二节　导管及日常维护相关并发症

### 一、药物性静脉炎及感染性静脉炎

静脉炎是指静脉血管的炎症,临床表现为疼痛、触痛、红斑、肿胀、硬化、化脓或可触及静脉条索状形成。

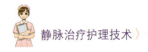

## （一）原因及分类

**1. 药物性静脉炎**　又称化学性静脉炎，是由于输注的液体和药物对血管内膜的刺激、损伤血管内膜上皮细胞所致。主要是由于输注高浓度、腐蚀性和刺激性的药物，输入速度过快、时间过长，超过了静脉血管的应激能力导致血管内皮细胞的破坏。

**2. 感染性静脉炎**　又称细菌性静脉炎，是细菌感染了导管留置部位的静脉内膜，由于穿刺点的细菌沿导管进入血液或局部细菌感染所致。

## （二）临床表现

发生静脉炎后常见的临床表现为输液速度减慢，穿刺部位疼痛（压痛）、红斑、皮肤温度升高、肿胀、无弹性，伴有或不伴有发热等全身症状。美国静脉输液护理协会（INS）将静脉炎按照严重程度分为 5 级（见表 5-1-1）。

## （三）预防

静脉炎的发生有可干预因素及不可干预因素两大类。其中，不可干预因素分为患者的机体因素和药物的刺激性两类；可干预因素包括输注溶液的 pH 值和渗透压、置入导管材料、穿刺部位、液体输注量和输注速度。研究表明，针对可干预因素进行集束化干预，可有效减少静脉炎的发生，提高静脉输液治疗水平。集束化预防干预措施有以下几种。

（1）严格遵守无菌技术操作原则和手卫生原则。

（2）每日评估静脉穿刺局部皮肤及导管情况：观察、触压皮肤和穿刺部位，听取患者主诉。

（3）穿刺前评估治疗方案：疗程在 1 周内选择外周静脉导管，1 周以上选择中长导管或中心静脉导管；当疗程结束时要及时拔除或更换部位输注。

（4）评估血管及穿刺工具：选择能够满足静脉输液治疗最小规格的导管，置入导管的型号应≤2/3 血管内径。

（5）评估药物性质：如果 pH＜5 或＞9、渗透压＞600 mmol/L，葡萄糖浓度＞10% 时，应考虑选用中心静脉导管；对于连续性输注腐蚀性、肠外营养或输液渗透压＞900 mmol/L 的药物，不可使用外周静脉短导管。

（6）评估患者活动度：避免在可屈曲的关节周围、瘫痪肢体置入导管。

（7）局部有效消毒：消毒剂应完全自然待干，用 75% 酒精棉签消毒时应避开穿刺点。

（8）妥善固定：导管置入后应妥善固定，必要时使用夹板固定。

（9）合理使用附加装置：使用过滤装置或终端过滤器时严格控制各种微粒通过输液管路进入血液循环。

（10）健康教育：教育患者预防静脉输液治疗相关并发症的知识。

### （四）处理

应根据静脉炎的临床分级标准来识别静脉炎。当怀疑静脉炎发生的时候，护士应积极采取相应措施，及时干预，将血管伤害减轻到最低程度。

**1. 短导管引发的静脉炎**　处理措施：①停止输液。②拔除外周静脉导管，评估导管的需求，如需要应在对侧肢体进行更换短导管。③确定引起静脉炎的潜在原因。④及时将静脉炎严重程度及潜在原因告知医生。⑤如有分泌物应取分泌物进行细菌培养。⑥遵医嘱予以处理：局部湿热敷每日3~4次，每次20分钟（细菌性静脉炎禁热敷）；水胶体敷料覆盖局部红肿区域待自然脱落或2~3天更换；土豆片贴于静脉炎处，每日更换多次；如意金黄散外敷。⑦观察治疗后的改善情况，记录静脉炎的症状、程度、原因及处理。

**2. 中长导管、PICC引发的静脉炎**　处理措施：①评估导管的功能，如怀疑导管破裂应立即停止输液；②抬高患肢并制动；③确定引起静脉炎的潜在原因，如为细菌性静脉炎应立即拔除；④如血管超声提示有静脉血栓形成，可保留导管，告知医生给予抗凝治疗2周后复查血管超声检查，然后再进行评估导管是否留置；⑤及时将静脉炎严重程度及潜在原因告知医生；⑥如有分泌物应留取分泌物进行细菌培养；⑦穿刺部位/静脉炎部位进行消毒，严重者遵医嘱局部使用抗生素药膏；⑧如评估需重新留置导管，应在对侧肢体进行留置；⑨记录静脉炎症状、程度、原因及处理。

## 二、渗出与外渗

临床上如发生药物外漏，应根据药物性质将其分为渗出和外渗。药物渗出是指在静脉输液过程中，由于多种原因致使非腐蚀性药物或溶液进入静脉管腔以外的周围组织，临床表现为局部肿胀、疼痛。药物外渗是指静脉输液过程中，由于多种原因致使腐蚀性药物或溶液进入静脉管腔以外的周围组织。

腐蚀性药物是指具有强酸性（pH＜5.0）、强碱性（pH＞9.0）、高渗透压（渗透压＞600 mmol/L），或发泡性药物。外渗至血管外后，对皮下组织造成了损害，出现皮肤和皮下组织的变性、水疱、发黑及组织坏死等。常见的腐蚀性药物有抗肿瘤药物、高渗透压电解质和缩血管药物、造影剂等。

### (一)原因

药物渗出与外渗的危险因素主要包括以下5种类型。

(1) 物理因素:是指静脉穿刺及导管留置过程中对静脉壁造成的破坏或继发于机械性静脉炎。

(2) 生理因素:是指静脉穿刺及留置导管前就存在病变,或之后突发血管性炎症变化,破坏了静脉壁的完整性,也可继发于血栓性静脉炎及导管相关的感染。

(3) 药理因素:是临床最常见的因素,药物性质具有决定性作用。

(4) 疾病因素:占整个外渗发生因素的8.54%,如肿瘤、糖尿病患者。

(5) 年龄因素:婴幼儿和老年人因自身的生理因素和自理能力低下,导致渗出和外渗发生概率增加。

### (二)临床表现

(1) 临床症状:穿刺点局部红肿酸麻、烧灼样疼痛、刺痛、皮肤水疱形成,重者皮肤青紫、局部变硬、皮下组织溃疡、坏死,甚至出现骨筋膜室综合征(是指骨筋膜室内的肌肉和神经因急性缺血、缺氧而产生的一系列早期血管炎性症状),以及反射性交感神经营养不良综合征(是一种以肌肉、骨骼、皮肤和血管系统出现各种功能障碍为特征的复杂性局部疼痛综合征)。如处理不当,可造成瘢痕挛缩、关节强直,甚至功能障碍。

(2) 输液管路回抽无回血。

(3) 根据《美国静脉疗法专科护士协会指南》进行临床判断与分级(表5-2-2)。

表5-2-2 药物渗出与外渗分级

| 分级 | 表现 |
| --- | --- |
| 0级 | 没有症状 |
| 1级 | 皮肤发白,水肿范围最大处直径<2.5cm,皮肤冰凉,伴有或不伴有疼痛 |
| 2级 | 皮肤发白,水肿范围的最大处直径在2.5~15cm,皮肤冰凉,伴有或不伴有疼痛 |

第五章 静脉输液治疗相关并发症

(续表)

| 分级 | 表现 |
| --- | --- |
| 3级 | 皮肤发白,半透明状,水肿范围最小处直径>15 m,皮肤冰凉,轻度到中度疼痛,可能有麻木感 |
| 4级 | 皮肤发白,半透明状,皮肤紧绷,有渗出,可有凹性水肿,皮肤变色有瘀斑、肿胀,范围最小处直径>15 cm,局部循环障碍,中度到重度疼痛 |

### (三)预防

药物外渗预防十步法。

第一步:了解患者基本信息,包括年龄、性别、体重、过敏史、现病史及既往病史等。

第二步:评估药物性质及治疗方案。

(1)药物性质。

(2)治疗时间:短期:小于7天;中期:7天~4周;长期:大于4周静脉输液治疗。

(3)输注腐蚀性的药物应由护士、医生、患者及家属共同参与讨论,确定输注工具。

(4)评估药物间配伍禁忌,如可能发生变色、絮状物、沉淀等。

第三步:评估患者皮肤、血管情况,合理选择穿刺工具。

**1. 穿刺工具选择原则**

(1)评估穿刺部位皮肤和静脉,使用满足静脉输液治疗需要最小型号的导管。

(2)当输注溶液 pH<5 或>9、渗透压>600 mmol/L、最终葡萄糖浓度>10%时宜使用中心静脉导管,对于连续性输注腐蚀性、肠外营养或液体渗透压>900 mmol/L 的药物,不可使用外周静脉短导管和中长导管。

(3)输注刺激性药物时应选择较粗的外周静脉,避免使用手部和手指静脉进行输注。一次性静脉输液钢针宜用于短期或单次给药腐蚀性药物不应使用。外周静脉留置针宜短期静脉输液治疗,不宜用于腐蚀性药物等持续性静脉输注。PICC 宜中长期静脉输液治疗,可用于任何性质药物输注,在用于高压注射泵注射造影剂和血流动力学监测时需采用耐高压导管。CVC 可用于任何性质药物输注、血流动力学监测,在用于高压注射泵注射造影剂时需使用耐高压导管。

(4) PORT可用于任何性质药物输注,在用于高压注射泵注射造影剂时需使用耐高压导管。

### 2. 穿刺部位及血管选择

(1) PVC穿刺

1) 宜选择上肢静脉作为穿刺部位,避开静脉瓣、关节部位以及有瘢痕、炎症、硬结等部位。

2) 成人不宜选择下肢静脉穿刺。

3) 小儿不宜首选头皮静脉。

4) 接受乳房根治术和腋下淋巴结清扫术后的患者应选健侧肢体穿刺,有血栓史和血管手术史的静脉不应置管。

5) 瘫痪侧肢体不宜穿刺。

(2) PICC穿刺

1) 接受乳房根治术或腋下淋巴结清扫术的术侧肢体、锁骨下淋巴结肿大或有肿块侧安装起搏器侧肢体不宜置管。

2) 宜选择肘部或上臂静脉作为穿刺部位,避开肘窝、感染及有损伤的部位;新生儿还可选择下肢静脉、头部静脉和颈部静脉。

3) 有血栓史、血管手术史的静脉不应置管;放疗部位不宜置管。

4) 瘫痪侧肢体不宜置管。

5) 肺癌侧肢体不宜置管。

第四步:患者及家属告知同意。凡需输注腐蚀性药物,患者或家属需签同意或拒绝置入/植入中心静脉导管告知同意书。告知患者及家属,如果穿刺部位有异常,请及时汇报。

第五步:穿刺部位固定牢固。妥善固定导管,必要时使用夹板固定器等,减少穿刺部位导管活动,尤其是特殊人群如老年人、小儿、危重症、烦躁、出汗多的患者。

第六步:在输液前确保输液工具通畅。

(1) 经PVC、MC、PICC、CVC、PORT输注药物前宜通过抽回血来确定导管是否在静脉内。

(2) 给药前后或使用两种不同药物之间宜用生理盐水脉冲式冲洗导管,如果遇到阻力或抽吸无回血应进一步确定导管通畅性,不应强行冲洗导管。

(3) 推注腐蚀性药物前,应检查输液工具的通畅性,并推注3~4ml药物抽回血一次。

第七步：贴标识。根据静脉输注药物性质不一，挂上醒目标识牌。

第八步：观察并记录。根据药物性质不一，加强巡视，是否有药物渗出与外渗。

第九步：两人床旁交接。交接班时两人在床旁共同查看管路是否通畅、穿刺部位有无红肿、滴速减慢等现象，输注时间是否正确。发现药物外渗，应及时报告医生和护士长，并及时处理。

第十步：健康教育。

（1）输注前告知患者或家属静脉输液治疗方案、注意事项、血管的选择及防护措施。

（2）家属参与输液或给药过程的监督和观察，如果局部出现疼痛、烧灼感、肿胀，要及时报告医护人员。

（3）告知患者减轻特殊药物输注对血管损伤的方法。

## （四）处理

一旦发生药物渗出或外渗，应将对血管的损伤降至最低。药物外渗处理十步法如下。

第一步：立即停止输注。一旦发生药物外渗，立即停止输注，重新建立另一条输液通道。

第二步：测量并记录。测量并记录药物外渗范围、测量肢体肿胀面积，肢体的周径与对侧肢体比较，用记号笔勾出该区域并标上渗出/外渗的记号，方便按特定间隔时间留取外渗损伤部位的图片。

第三步：按以下间隔时间留取外渗损伤。

（1）损伤时拍照。

（2）损伤后 24 小时拍照。

（3）损伤后 48 小时拍照。

（4）损伤后 1 周拍照。

第四步：保留针头。保留 PVC、PICC、MC、CVC、PORT，在拔除导管前抽吸已外渗的药物，尽量回抽。拔出 PVC、PICC、MC、CVC，在手术室取出 PORT；轻轻按压穿刺点，防止出血和进一步的组织损伤。

第五步：通知医生协商治疗方案。根据药物性质、外渗部位面积、药物的量，以及皮肤颜色、皮温、疼痛性质决定治疗方案。

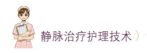

**1. 冷敷或热敷** 取决于外渗药物性质和并发症的严重程度,首选冷敷或热敷。

(1) 冷、热敷目的:减少组织肿胀,降低受损组织的代谢水平及组织损伤。

(2) 冷、热敷方法:将药物直接浸湿无菌纱布至不滴水,直接局部湿敷。

(3) 冷、热敷时间:24~48 小时。

(4) 持续冷、热敷:每 2~3 小时更换一次。

(5) 间断冷、热敷:20~30 分钟/次,4~6 次/天,老年、衰竭患者及婴幼儿适用。

(6) 冷、热敷水温:热敷,40~60℃,以防烫伤。冷敷,4~6℃,以防冻伤。

**2. 外涂药物(皮肤水疱及皮肤破溃者禁用)**

(1) 1% 氢化可的松霜外涂。

(2) 七叶皂苷钠凝胶外涂。

(3) 喜疗妥乳膏外涂,每日 2 次。

(4) 中药制剂:金黄散、水晶丹、活血散加蜂蜜外敷;黄柏地榆汤等用于红肿疼痛患者;局部红肿严重的患者还可用烫伤膏涂抹等。

**3. 局部封闭** 该操作属于有创性,应严格掌握局部封闭指征。如果药物外渗严重,需根据医嘱并征得患者或家属同意后再做局部封闭。

(1) 目的:阻止药物与组织细胞相结合减轻局部组织反应而减轻疼痛。若没有相应解毒剂,常用盐酸利多卡因注射液 0.1g + 地塞米松 5mg + 生理盐水 5ml 做局部封闭。

(2) 方法:操作者洗手,用碘伏消毒外渗部位,范围超过外渗区域 2cm。自然待干后,用 1ml 空针抽吸局部封闭药物后对外渗部位做多点注射,右手持注射器从病变一侧向对侧穿刺,并缓慢推注药液。病变范围>2cm 者,可根据具体情况采用十字交叉注射,或病变四周多点注射,每天 1~2 次;病变范围<2cm 者,只在一处注射,每天 1 次。

(3) 治疗外渗损伤的解毒药物:包括硫代硫酸钠、右雷佐生、透明质酸钠、酚妥拉明。

**4. 手术干预(医生操作)**

(1) 药物外渗如临床表现严重者,在无菌状态下使用盐酸利多卡因注射液局部麻醉穿刺点周围,进行 0.2~0.5cm 扩创,轻轻按压将外渗药物尽量并及时的挤出皮肤外,局部注入生理盐水/解毒剂并清洗干净。

(2) 如果皮下已经发生破溃则需要清创,可以使用银离子敷料换药;必要

第五章 静脉输液治疗相关并发症

时需要植皮治疗。

**5. 皮肤水疱处理方法**

（1）局部处理：皮肤水疱直径＜0.5cm者，张力小，用碘伏消毒后，用无菌油纱布包扎，待其自行吸收，24～48小时更换敷料。皮肤水疱直径＞0.5cm者，张力大，用碘伏消毒后，在无菌技术操作下抽去水疱内的渗液，然后给予消炎、抗感染处理。

（2）可以使用以下任一药物抗菌、修复：百格斯创面修复抗菌敷料、莫匹罗星（百多邦）创面消毒喷雾剂、复方银离子灭菌护理液、复方破立妥皮肤抗菌喷雾剂、德莫林喷雾剂。

（3）每天行高压氧疗1次，促进创面愈合；如周围红肿加重者需报告医生使用抗生素治疗。

**6. 疼痛处理** 药物外渗出现疼痛，可遵医给予患者口服阿片类药物镇痛。

第六步：患肢抬高。在药物外渗48小时内局部制动并抬高患肢。

第七步：继续观察。由于药物外渗可诱发严重的并发症，因此，应继续观察并记录局部皮肤有无骨筋膜室综合征、神经损伤、皮肤水疱组织坏死以及感觉丧失的症状和体征。

第八步：完成护理文书记录。记录本次药物外渗的时间、输注的药物名称；导管的类型、规格及型号；估算液体进入组织的量；外渗区域的面积、臂围、皮肤颜色、皮温、感觉、关节活动及患肢远端血运情况；患者主诉；至少每班查看并记录外渗处的局部状况；已采取的治疗措施和效果。

第九步：上报相关部门。

第十步：分析及整改。所有药物外渗都应看作为不良事件，及时组织静脉输液治疗小组的成员进行分析，寻找外渗的原因，应用PDCA循环的方法，针对查找到的原因，提出整改措施并制订应急预案。

## 三、导管堵塞

导管阻塞是指留置在血管内的导管部分或完全堵塞，导致液体或药物输注受到阻碍。常见的导管阻塞有两种类型，即血凝性导管阻塞和非血凝性导管阻塞。管腔内导管堵塞的原因有导管内血凝块沉淀的不相容药物和肠外营养的脂类聚集。管腔外导管堵塞的原因有导管所处部位的解剖结构、导管尖端贴在血管壁上、导管顶端血栓或纤维蛋白鞘形成，管腔外堵塞的表现往往是

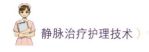

能注入液体,但不能抽出回血。从导管采集血液会增加导管相关性感染和导管堵塞。导管输液时如不用适宜的冲管液冲管,是发生管腔内堵塞的重要原因。2006年版美国治疗护理实践标准和英国国家卫生与临床优化研究所(national institute for clinical excellence,NICE),推荐在输注不相容的药液前后用生理盐水冲管来保持导管通畅,通常需要10～20ml冲管液冲管。推荐的冲管手法是采用间歇推注脉冲式冲管,以在管腔内形成涡流。

### (一)导管堵塞的常见原因

(1)维护不当:①导管打折或受压致使血液反流后凝固,造成导管堵塞;②封管不正确造成血液回流至导管,凝血后堵塞导管;③经PICC采血、输血未彻底冲洗导管,血液中的纤维蛋白等成分黏附在导管壁上,造成堵管;④导管留置时间较长,管道尖端对血管内膜的机械性摩擦引起损伤,形成管周微血栓或在导管尖端形成纤维蛋白鞘而堵塞导管。

(2)药物沉积:①输注静脉营养液或血液制品,如高渗葡萄糖、脂肪乳、氨基酸、人体清蛋白等液体时,因其分子微粒大,输液速度减慢,故易黏附于导管腔内,导致堵管;②血管炎性堵塞,如输注刺激性药物,或导管长期刺激血管引起的血栓性静脉炎。

(3)药物配伍禁忌。

(4)患者呈高凝状态。

(5)胸腔压力增加,如经常咳嗽、便秘、胸腔积液、腹水等,会造成血液反流。

### (二)预防

(1)静脉的选择:静脉瓣丰富的血管,由于导管摩擦损伤易形成血栓性静脉炎,导致导管堵塞。因此选择外周静脉穿刺时,应注意选择静脉瓣少的血管穿刺置管,如贵要静脉和肘正中静脉。贵要静脉不仅静脉瓣少,而且血管径粗、直短,故应为首选血管。头静脉置管时,导管易反折如腋静脉或颈内静脉,从而易引起机械性静脉炎,应尽量少选。下肢静脉血流缓慢,血栓发生率比上肢静脉高3倍,故应尽量避免选用,并且要避开肘部关节活动部位。由于活动对导管牵拉,易出现导管移位,刺激静脉内膜,形成血栓。

(2)导管的选择及固定:PICC导管尖端的位置是否正确与导管在体外部分的固定是否牢固有关。因此,穿刺前应选择与血管腔相匹配的导管,以减少对血管的刺激。穿刺完毕,拍摄胸部正位 X 线片,确定导管位置正确后,方可使用,并要固定导管。

(3) 导管的维护:必须采取 ACL 导管维护程序。A 是指 Assess,导管功能评估。C 指 Clean,正确冲管,采用脉冲式冲管,每次输液、输血前后,或两种不相容药物之间、持续输液等必须冲管。发现输液速度减慢或不畅应及时冲管。L 是指 Lock,正确封管。正确封管的步骤:采取 SASH 步骤,S 是指生理盐水,A 是指给药,H 是指稀释肝素液。封管方法:使用 20ml 生理盐水脉冲冲管后,用肝素钠溶液 1~2ml 正压封管。当剩余 0.5~1ml 时边推注注射器边撤注射器。这是预防导管堵塞的关键。

(4) 输液的监测:输液过程中应用输液泵能精确地控制输液速度,一旦出现输液不畅(导管打折、体位压迫)、液体走空等现象,输液泵监护系统的报警装置会自动报警,可使各种因素即将促发的导管堵塞得以及时处理。对于内径较小的导管,输入液体中的细小微粒或血栓容易导致导管阻塞。因此,输液前护理人员应严格遵守药物配伍要求配制各种药物,以防药物混合后由于 pH 值的改变,形成药物微粒。液体尽量匀速输入,避免输液速度过慢出现微粒积聚导管腔,输液过程中可定时应用生理盐水冲管。

(5) 输入溶质浓度高的药物:静脉营养液混合葡萄糖后最高浓度可达 23%,输入时间长达 24~48 小时,溶质极易黏附在导管壁出现结石样堵塞。输入前后可用生理盐水冲洗导管,直至洁净通畅,或者采用与低浓度液体间歇输入法。如果在输入静脉营养液过程中要使用其他药物,也应先用生理盐水冲管后再用药,用药后再用生理盐水冲洗。置管>2 周后,每周可使用 5%碳酸氢钠 2ml 冲管。

(6) 冲洗管腔 1 次,以分解磷酸盐沉淀,减少导管堵塞机会。脂肪乳剂输入时,可将其与氨基酸溶液混合,降低浓度,输液期间至少每隔 8 小时用生理盐水冲管 1 次,冲管时注意将沉积在导管下面的脂肪乳剂冲走。

(7) 尽量减少可能导致胸腔内压力增加的活动。

### (三) 导管堵塞的处理

外周静脉导管堵塞建议直接拔管,中心静脉导管可使用以下方法进行通管。

(1) 回抽法:血细胞凝集块堵塞可先用 10ml 注射器轻轻地回抽,尽可能将凝块从管中抽出。使用小规格的导管出现液体微粒堵塞时,可用 5ml 注射器适当回抽,或稍加压推注肝素盐水,在此过程中使其脱离导管,使导管复通。

(2) 肝素液再通法:导管堵塞后可试用肝素稀释液再通。将浓度为125 U/ml的肝素生理盐水5 ml抽于5 ml注射器中(新生儿5~10 U/ml肝素液抽于2 ml注射器中),用另一副10 ml的注射器通过三通接头进行回抽,经过三通接头的调节,回抽后导管中的负压会将肝素液吸入,反复多次可使血细胞凝集块溶解。

(3) 尿激酶负压注射溶栓法:肝素生理盐水通管失败后,应立即采用尿激酶溶栓,以1 ml注射器抽吸含5 000 U/ml尿激酶2~5 ml,三通侧壁连接生理盐水,导管尾端接三通直臂,先令导管与侧臂相通,回抽盐水的注射器活塞,形成负压,旋转三通,迅速使两直臂通尿激酶,由于导管内的负压而被吸入少量,反复操作使尿激酶逐渐充满导管,停留30~60分钟后抽出。若一次未能复通,可重复使用,直至复通。一般导管堵塞后6小时内溶栓,对溶栓药物反应较敏感,复通机会较大。

## 四、导管损坏

### (一) 发生原因

导管断裂的发生与导管的质量、穿刺针斜面内缘锋利度及穿刺技术有直接的关系。PICC在置管过程中,要从穿刺的钢针内送入PICC导管;遇到送管困难时,操作者稍微旋转导管,若后撤导管极易出现针头斜面将导管切断。与插管时的因素(如未预冲导管、退出导丝时损伤导管、送管时镊子损伤导管、插管不当使导管扭曲打折、在操作时导管和连接器安装不牢固等)、置管后护理不当、高压注射冲管、不正确固定(如有胶带缠绕导管),或换药不当等都有重要关系。另外,导管留置时间过长、长期使用中长导管的弯折磨损、导管留置导致的某些并发症(如堵塞、渗漏),患者烦躁不安自己撕扯折压导管,肢体活动过度和外力的牵拉,以及患者的体位不良都是导管断裂的高危因素。

### (二) 预防措施

(1) 中心静脉导管置管前应冲洗导管、检查导管完整性,看是否有破损、漏液等现象,如有应及时给予更换。

(2) PICC置管时避免暴力推送管,导致导丝划破导管或割断导管。

(3) 修剪导管时应将剪刀剪裁方向与导管方向垂直,保持导管末端平面整齐;连接减压阀时要将导管末端推进到减压阀与金属柄连接处,再与减压套筒连接锁牢。

（4）PICC 外露导管不宜修剪过短，一般以 6 cm 为宜，手臂的内收和外旋可以导致导管在血管内的位移，以免患者日常活动时将导管牵拉折断。

（5）安装固定翼时应将固定翼的凹槽完全包裹导管以防导管从固定翼上脱出，并将导管摆放成"S"形弯曲，降低导管向血管内牵拉造成导管移位，减少阻力，起到缓冲的作用。

（6）如果冲管时阻力过大，切不可强行推注。检查外露导管与减压阀连接处是否有打折、扭曲等现象，如发现应及时调整。

（7）用无菌胶布横向固定导管上方的固定翼，不可将无菌胶布直接贴于导管上，以防腐蚀导管。要采用"三保险"固定法，有条件者可选用思乐扣固定装置进行固定。如出现患者躁动或对胶带贴膜过敏等情况，可考虑进行缝合固定，但要预防缝合处感染等并发症的发生。

（8）尽可能应用透明敷料覆盖外露导管，便于观察导管的各项情况，一旦出现导管遗失能及时发现。

（9）发生导管断裂、导管移位、导管中有血液或敷料脱落等紧急情况时要镇静，同时还要熟练掌握这些紧急情况的处理方法。

（10）冲管、封管时应观察外露导管部分有无漏液，并及时修剪或拔除。

（11）患者带 PICC 管出院前应对其进行宣教，随时观察外露导管及穿刺点，避免手臂过度活动造成的导管打折、断裂，发现异常情况应及时就诊。

### （三）处理方法

导管断裂可分为体外部分断裂和体内部分断裂。根据发生情况的不同，所采取的处理方法也不同。

**1. 体外部分断裂处理的方法** 当导管断裂的部位发生在体外且断裂位置离穿刺口较远时，可采用修复导管的方法。先安置患者体位，尽可能使患者处于放松状态，小心地拆除原有敷料，检查导管的破裂部位，以确定剪断导管的位置。准备一个规格相同的备用连接器接头，打开无菌换药包，用 0.5% 氯己定及酒精棉球消毒穿刺点周围上下 10 cm，消毒导管，共 3 遍。戴好无菌手套，用无菌剪刀以直角剪断导管破裂部分，去掉受损导管，将连接器的减压套筒部分套在导管尾端，再将导管接头倒钩部分完全插进去，直到锁紧并证明两部分已经完全装好，再在连接器上接好注射器，抽回血确定导管通畅。用 20 ml 生理盐水冲洗导管，连接准备好的输液器或肝素封管，用贴膜及抗过敏胶布妥善固定导管，导管修复后能继续使用。

### 2. 体内部分断裂处理的方法

（1）多数患者置管后输注高渗性营养液时自觉穿刺口上方疼痛，观察发现，离穿刺口上方沿静脉走向有轻微红肿，进行 X 线造影检查发现导管的体内部分距穿刺口上方有破裂，导致液体渗漏而发生静脉炎，因此需拔除导管。为避免导管断裂，操作时沿着与皮肤平行的方向缓慢拔出导管，在拔管过程中遇到阻力时切忌用力拔管，应及时调整手臂位置。导管拔出后观察导管是否完整，以防导管断裂在血管内。

（2）经手术取出的处理方法适用于导管断入体内，多数患者在出院休息期间术侧肢体进行了剧烈运动而导致 PICC 导管断裂。一旦患者出现断端导管缩至血管内，应及时结扎近心端血管，如腋下扎止血带等以降低血流速度，减少导管的位移，防止其被拖入心脏，并迅速给予 X 线透视，查找导管在体内的位置，根据位置可选择局部外科手术取出导管。如果已经拖入心脏，应及时请放射科、导管室等介入科会诊，制订取管方案，选择合适的介入器材将其取出。同时安抚患者情绪，密切观察患者的生命体征及心电图检查等，若发现异常及时报告医生，出现心律失常等各种症状时应对症处理。介入法进行血管内异物抓捕是处理体内导管断裂的安全、快捷、有效的治疗方法，具有创伤小、操作简便，能快速解除导管断裂可能引发的严重心房颤动、栓塞等风险，可改善患者生存质量，临床应用价值显著。

### （四）导管在体内断裂的急救流程

导管断裂全部进入右心室及肺动脉，是临床严重的并发症，其危害性大，患者随时可以发生肺动脉栓塞、心律失常，甚至猝死。因发生突然，病情危急，抢救的重点是心理疏导，减轻患者及家属恐慌，保持患者平稳体位，尽快取出断裂导管。

## 五、导管相关性血行感染

现临床上进行静脉输液、营养支持、血透，以及血流动力学监测等导管的应用日益广泛。但随之伴发的导管相关性感染（catheter-related infection，CRI），以及导管相关性血行感染（catheter-related blood-stream infection，CRBSI）也越来越多，已成为最常见的院内获得性感染之一，CRI 和 CRBSI 不仅增加了病死率，而且还威胁到整个社会的医疗保障系统。

### (一) 诊断标准

**1. CRBSI 定义** 美国疾病控制中心(CDC)给出的定义为：血管内留置导管的患者有血行感染的临床表现，如发热、寒战、伴或不伴有白细胞计数增高，从导管和血培养中分离出相同的病原菌，除外其他感染源，并满足以下条件之一。

(1) 半定量培养结果≥15 cfu/ml，定量培养结果≥100 cfu/ml，同时伴有明显的局部全身中毒症状。

(2) 中心静脉导管血样本培养的菌落大于外周静脉血培养菌落数的 5 倍以上。

(3) 中心静脉血培养比外周静脉血培养出现阳性结果的时间早 2 小时以上可诊断为 CRBSI。

**2. 实验室检查** 导管样本培养是诊断 CRBSI 的"金标准"。传统的 CRBSI 诊断标准为外周血与导管尖端同时培养出相同的细菌，且具有相同的抗菌谱。但其缺点是依赖于拔除导管，或经导丝更换导管后做导管尖端培养。另外，在怀疑导管感染而拔除导管的病例中仅有约 15% 最终发现存在 CRBSI，并且导管尖端阳性结果特异性低，预测值差。目前临床上多采用不拔除导管而原位诊断 CRBSI。由于导管管腔的细菌定植是 CRBSI 的预兆，两者有很好的相关性，所以通过导管内血液与外周血液培养结果对照来确定 CRBSI 成为可能。对临床上怀疑 CRBSI，通过不拔除导管而原位诊断 CRBSI，目前主要有以下几种方法。

(1) 同时取 PICC 导管内血液和外周血液两个标本做细菌定量培养。许多研究表明，当中心静脉血培养的菌落数大于外周静脉血培养的菌落数的 5~10 倍，同时伴有明显的局部和全身中毒症状即可确诊为 CRBSI。有时当没有外周血培养结果(如样本不可取或者培养结果为阴性)做对照时，若导管内血培养的细菌量≥100 cfu/ml，同时伴有明显的局部或全身中毒症状可确诊为 CRBSI。本方法缺点是需行定量培养，费时、费力并且价格比较昂贵，一般医院不容易普及。

(2) 配对中心静脉导管内血和外周血培养的阳性结果(differential time to positivity, DTP)比较：当中心静脉导管内血培养比外周静脉血培养出现阳性结果的时间至少早 2 小时也可以诊断为 CRBSI。此方法采用半定量培养方法，其敏感性和特异性分别可以达到 94% 和 91%。在一般医院容易普及的导管半定量培养方法是将导管送检部分在琼脂培养皿表面滚动后，培养过夜，计数菌落数目。导管定量血培养方法是将导管送检部分用肉汤经超声或滚洗，按系列稀释移入血琼脂培养皿。

(3) 腔内毛刷的方法：由于以上两种方法均需要从导管内取血，但是15%~50%的患者不能获取血标本，针对这种状况现在发展了一种腔内毛刷的方法。虽然该方法费时并且比较昂贵，但是解决了不能获取血标本的问题，并且诊断CRBSI的敏感性和特异性分别可达95%和84%。对于短期的导管来说，这种方法的敏感性会下降，因为短期CRBSI的细菌主要来自导管的外腔，以及穿刺的部位。英国学者Catton等同时应用上述3种方法研究他们对CRBSI的诊断价值，发现腔内毛刷、同时中心静脉导管内血定量培养，以及中心静脉导管内血培养的敏感性分别为100%、89%和72%，特异性分别为89、97%和95%。由此可见3种方法均具有较高的敏感性及特异性。笔者建议，将配对中心静脉导管内血和外周血培养的阳性结果比较法可以作为一线的诊断方法。当不能获取血标本时可以采用腔内毛刷方法，但目前此方法多用于CVC。

(4) 原位快速诊断CRBSI的技术。革兰染色和吖啶橙白细胞旋转 (acridine orange leucocyte cytospin，AOLC) 试验受到了临床的重视，从导管内抽取50 $\mu$l 血，通过离心及旋转，最后血液中的细菌及细胞在玻片上呈单层，用吖啶橙和革兰染色。由于其是DNA的嵌入剂，最后放在油镜下即可检测，整个过程在30分钟内完成。其诊断CRBSI的敏感性和特异性分别为96%和92%，阳性预测值及阴性预测值分别可达到91%和97%。这种方法简单快速，可以避免许多不必要的拔管。

### (二) 病因

(1) 细菌由置管部位皮肤侵入：皮肤表面的细菌能够从置管部位沿导管外表面向内迁移，形成导管皮内段及至导管远端的细菌定植。置管破坏了皮肤的天然屏障作用，为微生物自患者皮肤进入血流建立起了一条路径。置管时，消毒剂并不能消灭皮肤上的所有微生物，残留的致病性微生物可通过此皮下隧道移居到管腔外和管腔中。

(2) 导管接头处侵入：由于多次使用接头，易发生细菌从接头处侵入导管内表面并定植，细菌生长繁殖后进入血流。在进行输液、抽血或更换敷料、接头处及冲管时，都有可能促使微生物进入管道。

(3) 远处感染的血流播散：远处感染来源的细菌进入血液循环后与导管

## 第五章 静脉输液治疗相关并发症

血管内段接触后,细菌在导管上黏附定植,作为异物常诱发其周围血栓,形成血流停滞、营养丰富并有利于致病菌生长的微环境。体内其他部位如尿路、盆腔感染等也可导致导管相关血行感染,其他器官组织中的微生物可以移行至静脉导管。导管血管内段与进入血液循环的细菌接触后,细菌在导管上黏附定植。

(4) 污染液的直接输入:受污染的液体或药物输入体内,导致细菌在导管内定植感染。例如输注高浓度的葡萄糖及脂肪乳剂时,由于它们十分适合于细菌繁殖,使细菌的感染机会增加。另外,输注全肠道外营养者导管内溶质含量高,易引起血栓性静脉炎,溶质黏附于导管壁,容易堵塞管腔血栓性静脉炎和管腔堵塞诱发细菌感染。

(5) 生物被膜:目前发现生物被膜是导管发生相关性感染难以控制的主要原因,导致了抗生素的高度耐药。生物被膜耐药机制尚不清楚,可能包括以下几个方面:降低生长速度、形成抗生素耐药的机械屏障及形成独特的基因表达类型。积极研究这些领域有助于理解生物被膜的形成及耐药机制,对 CRI/CRBSI 提出更好、更新的诊断、预防及治疗策略。

### (三) 影响 CRBSI 发生的因素

(1) 内源性因素:患者的年龄、营养状况、原发病的严重程度都影响 CRBSI 的发生,除改善患者的营养外其他因素都是护士难以控制的。例如患者<6 岁或>70 岁都可能存在与年龄相关的免疫功能不完善,肿瘤、烧伤、脾切除手术等也使患者的免疫功能下降,从而使患者感染的危险性增大。

(2) 导管留置时间:导管留置时间长是引起 CRBSI 的主要危险因素之一。导管留置时间越长,感染率越高,其原因除上述因素外,中心静脉导管插入后数天内血液中纤维蛋白逐渐沉积在导管表面形成一层纤维膜,从而成为微生物良好的寄生场所,穿刺点局部皮肤微生物沿导管表面向体内迁移,最终导致局部感染,严重时可引起全身感染。

(3) 使用多腔导管可能会增加感染的危险性,应根据患者病情的需要尽量选择管腔较少的中心静脉导管,多腔导管可以增加每一腔感染的机会。临床上多腔导管比单腔导管具有更高的 CRBSI 发生率。如果使用多腔导管患者的身体基础状况比较差(如病情严重、机体免疫力低下等),严格控制自身基础状况可比性,应用多腔导管比单腔导管 CRBSI 的发生率就会降低。

(4) 敷料:目前关于使用不同的敷料引起 CRBSI 的情况也不尽相同。纱

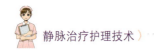

布比透明膜能更好地预防CRBSI的发生,尤其是使用消毒剂(如氯己定等)纱布。但是,透明膜具有便于固定、利于观察、防水,以及隔绝外界污染等优点。

### (四) 预防

(1) 注意保持医护人员手部卫生。医护人员的手是医院感染的重要传播途径,操作及接触患者房间的物体都可使医护人员的手被革兰阴性杆菌、金黄色葡萄球菌等污染,因此护理人员在执行导管维护、给药及检查穿刺点等各项操作的前后,以及戴手套前和脱去手套后均需严格进行手的清洁。含乙醇的手部消毒剂多数情况下适用,但消毒皂和流动水对清除体液及血液污染依然是最有效的方法。指甲的清洁也是手部卫生的重要部分,医护人员应保持指甲短而整齐,不涂指甲油,防止指甲残留过多细菌。

(2) 置中心静脉管时最大面积的无菌覆盖皮肤消毒和防护屏障的面积大小可影响CRBSI的发生率,运用最大化防护屏障(包括戴帽子、口罩、无菌手套,穿无菌衣,以及大的铺巾),可以明显减少CRBSI的发生率及局部感染率。因此,在执行中心静脉导管穿刺时不仅要应用最有效的消毒剂杀灭细菌,还要采取有效的防护措施防止微生物侵入,包括执行穿刺的人员应戴帽子、口罩,帽子要遮盖全部头发,口罩应遮盖住口鼻,穿无菌隔离衣,戴无菌手套;接受穿刺的患者除全身铺盖无菌巾外,也应戴口罩。

(3) 应用有效消毒剂葡萄糖酸氯己定溶液能够显著降低导管定植率,以及CRBSI的发生率,其对革兰阳性、阴性细菌均有效,其消毒速度快、效果稳固。消毒时应采用自穿刺点向外环形消毒的方法,其消毒范围为整个上肢,消毒剂自然待干后再进行穿刺。

(4) 定期更换穿刺点敷料应根据患者个体情况选择敷料种类,无菌纱布和透明膜各有其优点,透明膜具有可直接观察穿刺点、无需频繁更换及在患者洗澡时保护穿刺点不被污染等优点。对于出汗较多,穿刺点有渗液、渗血的患者应使用无菌纱布。纱布敷料应每2天更换1次,透明膜每7天更换1次,但当敷料潮湿、粘贴不牢固或有明显污染时应立即更换。

(5) 注意保持接头处无菌长期留置导管者发生CRBSI时,细菌主要来自无针接头。通过对接头的改进可以增强其对细菌的机械和化学屏障作用,以减少CRBSI的发生。如肝素帽和正压接头使用后保护不当而污染,或连接输液器、注射器时消毒不严格、不彻底,均可将细菌带入管腔而引起感染,如肝素帽每3～5天更换1次,正压接头每7天更换1次,每次使用前严格消毒,范围包括肝素帽和正压接头的顶端及周边,待干后连接输液器,液体输完封管后,用无菌敷料覆盖并固定。

(6) 导管内腔浸有抗生素可减少局部细菌的定植及 CRBSI 发生的危险。近年来,许多临床研究发现抗生素锁技术,即用高浓度抗生素封闭导管来杀灭致病菌,也能降低 CRBSI 的发生率。常用药物是万古霉素,但由于其使用可产生耐万古霉素肠球菌(VRE)和耐万古霉素金葡菌(VISA),因而没有被 CDC 推荐使用。

(7) 教育计划:CRBSI 成为最常见的医院内获得性感染之一,诊断复杂,影响因素较多。积极给予预防和及时诊断有望减少这一临床并发症的发生及发展。培训教育计划能够降低 CRI 包括 CRBSI 发生的风险,这个计划包括一整天的基本感染控制实践(手消毒程序、无菌隔离及耐药微生物的处理等),以及血管通路置管程序(通过导管抽血技术、动脉穿刺技术、置管技术等)。达到实施这种教育计划的方法有多种,可以对临床医师及护士床边教育指导,实施这些计划以后可大幅度减少了 CRBSI 的发生率,并且节约了大量的医疗费用,值得推广。目前,国内很多医院成立了静脉输液管理小组,负责制订相关管理制度,以及专项培训、考核、监督工作,以降低导管相关性感染的发生,收到较好的效果。

## (五) 处理

(1) 经验性治疗:如果可疑存在 CRBSI,最初的抗生素治疗属于经验性用药。由于金黄色葡萄球菌和血浆凝固酶阴性的葡萄球菌是 CRBSI 最常见的感染源,目前金黄色葡萄球菌对甲氧西林高度耐药,所以最初的经验用药以万古霉素为主。如果患者病情严重或者有免疫缺陷,增加一种三代或者四代头孢菌素(如头孢他啶或者头孢吡肟),以及抗真菌药去覆盖院内阴性杆菌、铜绿假单胞菌及假丝酵母菌等。

(2) 疗程:当考虑到疗程时,就要考虑 CRBSI 的复杂性问题。如果有诸如心内膜炎、骨髓炎、败血性血栓症,以及其他远处播种等并发症,称为复杂性 CRBSI;否则为单纯性 CRBSI。不同抗生素治疗单纯性 CRBSI 的疗程有所差别,对于血浆凝固酶阴性的葡萄球菌为 5~7 天,对于金黄色葡萄球菌为 10~14 天;然而对于复杂性 CRBSI,拔除导管后,疗程一般需要 4~8 周。

(3) "抗生素锁"(antibiotic-lock)治疗:由于导管内的细菌形成了生物被膜,要杀死寄存在生物被膜内的细菌,抗生素的浓度应为一般治疗浓度的

100～1000倍。目前"抗生素锁"局部治疗正在发展，临床研究证实其具有很好的治疗 CRI 或 CRBSI 的效果。在这种技术中，预期的抗生素浓度为 1～5mg/ml，并且在导管未使用时能够稳定存储于导管的内腔。这种抗生素治疗的疗程还不清楚，但建议联合全身使用抗生素的基础上一般为 2 周。由于进行"抗生素锁"治疗的抗生素需要溶解在肝素或生理盐水中，不同的抗生素有不同的生物活性，万古霉素相对稳定，而亚胺培南/西司他丁钠相对较差。由于保留了导管，相对于血浆凝固酶阴性的葡萄球菌发生远处并发症较少，应用这种治疗比较安全。但是，对于易发生远处并发症的金黄色葡萄球菌及真菌等应当慎重。

## 六、导管相关性血栓

### （一）影响血栓发生的因素

（1）导管的规格与材质：对机体来说，导管在血管中是一种异物，是形成血栓的危险因素。应用材质粗糙、导管管径粗大时，会增加静脉血栓的风险。管径粗的导管占据血管腔的空间较多，影响该血管内血液的流速，易引发静脉血栓。所以临床上应尽量为病人选择材质柔软、管径合适的导管，以减少血栓的发生。因此，导管材质首选聚氨酯、硅胶材料的导管。导管类型选择原则为在满足治疗方案的前提下，选择管径最细、管腔最少的导管。

（2）置管静脉的选择：外周静脉置管时避开关节，选择上臂粗直的静脉，一般不建议下肢静脉置管。PICC 置管可供选择的静脉有贵要静脉、肘正中静脉、头静脉。按照人体手臂血管解剖特点，贵要静脉在肘窝处向内斜行，位置较深，但其管径由下至上逐渐变粗，静脉瓣较少，血栓发生率低。国外资料显示，PICC 至静脉血栓发生率中，头静脉占 57%，贵要静脉占 14%，因此贵要静脉是 PICC 穿刺的首选静脉。目前，超声引导下的 PICC 置管，改变了以往肘下穿刺置管的方法，提高了成功率，同时减少了置管后的机械性静脉炎和静脉血栓的发生，是最理想的置管方法。

（3）肿瘤患者血液呈高凝状态：PICC 广泛应用于肿瘤化疗，避免了化疗药物对外周血管的破坏和局部组织的刺激，可以有效预防化疗液体外渗及化学性静脉炎的发生。但肿瘤患者静脉血栓形成的发病率高，在癌症患者的尸体解剖中常见静脉血栓，其发生率可高达 50%，Ⅱ期乳腺癌接受化疗其静脉血栓发生率为 5%～13%，年龄在 50 岁以上妇女血栓发生率最高，当肿瘤患者在疾病进展期血栓风险增加。易并发血栓的最常见肿瘤是胰腺癌、肺癌、胃癌，女性肿瘤中最常见的是宫颈癌、卵巢癌。其病理学发现,电子显微镜技术已经证实在原发和转移性癌中及其周围有纤维蛋白,同样也发现血小板血栓和生长中的肿瘤细胞紧密结合。血液呈高凝状态的发病学包括:①50%癌症患者和90%的转移性肿瘤中有数个凝血因子升高、D-二聚体和血小板的增加,使血液处于高凝状态或称为易栓状态;②由于患者卧床使血流动力学发生改变,有助于凝血系统的激活;③肿瘤细胞有多种促凝活性因子,可启动凝血过程;④肿瘤细胞可产生炎性细胞因子,影响内皮细胞的抗凝特性;⑤引起高凝的外来因素如化疗、激素、细胞生长因子、中心静脉导管留置等都不可避免地参与血栓形成。由于以上因素可改变凝血因子和自然抗凝物质的水平,降低纤维蛋白的活性和直接的内皮细胞损伤,启动凝血系统。

(4) PICC置管后的占位效应和导管异位会增加血栓的风险、导管异位后头端离开上腔静脉而处于较上腔静脉狭窄的静脉内,导管头端对所处的静脉内膜反复摩擦刺激。导管异位后所处的静脉管腔截面积相对减少,使得该处血流缓慢,尤其是在输注刺激性药物造成血管内膜损伤,可形成局部静脉血栓或加重已形成的静脉血栓程度。

(5) 血管内皮损伤:置管及带管期间,由于导管在血管内壁上机械性摩擦,置管操作过程中若反复穿刺或出现推送导管困难,可直接损伤血管内皮细胞,而产生凝血酶,引起血小板黏附与聚集或沉积于血管内膜,加之内皮细胞、血小板和肿瘤细胞之间存在复杂的相互作用而发生静脉血栓。化疗药物对血管内皮的损伤,联合化疗尤其是细胞毒性药物对血管内皮的损伤促使肿瘤患者并发血栓性疾病,如环磷酰胺、顺铂、丝裂霉素、长春新碱等药物可引起血管纤维化和血管内皮的损伤。另外,留置导管作为体内异物,引起局部血管内膜反应性炎症,同样会引起静脉血栓的发生。

(6) 血液淤滞患者由于疾病等原因导致自主活动时间减少,卧床休息时间增加,可造成血液流动缓慢。患者行PICC后,置管侧上肢随意性的自主活动受限制,使其血液流动缓慢,致血液淤滞,血栓发生率高。长期卧床的患者发生静脉血栓比能自主活动者多4倍。

(7) 凝血酶指标与血栓形成的关系:FBI(蛋白纤维)含量与凝血活性有关,它是血栓形成的重要因素,血浆内含量升高,机体内便存在血栓形成倾向。D-二聚体是交联纤维蛋白经纤溶酶水解后的一种特异性降解产物,其浓度升高提示体内纤维蛋白溶解活性增强,是体内纤维蛋白亢进的分子标志物之一。D-二聚体水平在血栓患者对静脉血栓有早期快速诊断意义。

(8) 高龄 年龄越大,血栓发生率越高。其机制可能是老年人机体老化,血管弹性差,加之红细胞老化、变形能力差、聚集性强。血浆黏度增高,易促进血液凝固和血栓形成。肿瘤患者治疗期间因胃肠道反应显著和疲乏无力等原因,尤其是老年患者,大部分时间卧床,自主活动减少,同时担心导管会滑出体外,置管侧臂随意性的自主活动受限,使血液流速缓慢,血液淤滞,导致血栓形成机会增加。

**(二)血栓的预防**

(1) 严格掌握各类导管的适应证和禁忌证。

(2) 减少行PICC置管过程中对血管内膜的损伤。

1) 尽可能选择肘上贵要静脉置管,因其管径粗、静脉瓣少。不宜选择头静脉,因头静脉走向凹凸不平,容易出现导管推送困难,以致导管不到位而引起并发症。

2) 娴熟、过硬的置管技术,最好进行超声引导下穿刺置管,避免反复多次静脉穿刺及粗暴推送导管所致血管内膜损伤。

(3) 置管后的健康指导

1) 嘱患者适度抬高置管侧肢体,并经常进行握拳等动作以加快血液流动。避免置管侧肢体过度屈伸、外展、旋转,减少因导管随肢体运动而增加对血管内壁的机械性刺激。

2) 在输液及休息时避免长时间压迫置管侧肢体,导致血液流动缓慢。

3) 嘱患者在置管侧肢体出现酸胀、疼痛等不适感觉时应及时报告,以便及时处理。

(4) 置管后的观察与护理

1) PICC置管后沿穿刺静脉走向可给予热敷,每日1次,观察静脉走向的皮肤有无红肿、疼痛等静脉炎的症状,若有上述症状应给予理疗,每日1次,也可给予如意金黄散外涂,每日2~3次至症状消失。若无好转者,要进行多普勒超声检查,确定有无静脉血栓的发生。

2) 仔细观察置管侧上肢肢体有无肿胀、疼痛、皮温增高及皮肤颜色变化,及时发现静脉血栓的症状。尤其要重视静脉血栓的隐匿症状,如患者主观感觉置管侧肢体腋窝、肩臂部酸胀疼痛时,应给予高度重视,必要时进行血管超声检查以便及时发现静脉血栓的形成。

3) 输液前不可暴力冲管,确认导管通畅的情况下再输液,防止导管内栓子进入血管内。

4）肿瘤患者化疗时应注意药物之间的配伍禁忌，防止发生药物浑浊、沉淀致导管栓塞。

5）正压封管及脉冲式冲管。每次输液完毕均应采用生理盐水 10ml 脉冲式冲管。在治疗间隙期，每周用 10U/ml 肝素钠盐水 3ml 正压封管，避免导管内形成血栓堵塞导管。同时有报道指出，肝素盐水的使用可明显减少恶性肿瘤患者、手术后患者静脉血栓并发症的发生率。

6）拔管时，先回抽血 2ml，目的是抽出导管内或导管末端可能有的血栓，防止拔管后栓塞。

7）预防性用药。恶性肿瘤患者无出血倾向者，可给予阿司匹林、丹参服用。小剂量华法林可以使 PICC 置管的静脉血栓发生率从 38% 降至 10%。

### （三）血栓的治疗与护理

#### 1. 血栓侧肢体的护理

（1）嘱患者抬高患侧肢体，以高于心脏水平 20～30cm 为宜，不得按摩患肢，以免造成栓子脱落。

（2）嘱患者做握拳动作，以促进静脉血液回流，减轻肢体肿胀。

（3）观察记录患肢温度、皮肤颜色、动脉搏动情况，以利于判断疗效。

#### 2. 抗凝治疗

应用抗凝药物，一般选用低分子肝素钙注射液。低分子肝素钙，系由肠系膜获取的氨基葡聚糖（肝素）片段的钙盐，具有很高的抗凝血因子活性，不延长出血时间，不改变活化部分凝血活酶时间。它适用于预防血栓性栓塞性疾病，特别是预防外科术后静脉血栓的形成。

抗凝治疗也是高凝状态肿瘤患者预防血栓的最好方法，对已经确诊的静脉血栓患者抗凝治疗的最初 5～10 天优先选用低分子肝素钙，应长时间用药，至少坚持 6 个月，6 个月后对特定的进行性肿瘤患者如有转移或接受化疗者应考虑长期抗凝治疗。活血化瘀药物的应用，如苦碟子注射液，其主要作用为活血、扩张冠状血管、增加纤维蛋白溶解酶活性、抑制血栓形成。用法和用量：每次 10～40ml，每日 1 次。禁忌证：近期出血或有出血倾向者禁用，在抗凝治疗过程中可导致继发性出血，护士应注意患者皮肤黏膜有无出血，注射部位有无青紫或血肿等，并定期监测出凝血时间和纤维蛋白原。密切观察患者生命体征、神志、瞳孔及头痛、头晕等现象，及时发现栓子脱落栓塞其他重要器官的征象。

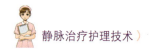

静脉治疗护理技术

## 七、导管异位

导管异位包括导管脱出和移位,是常见的并发症之一,同时增加了血栓、血栓性静脉炎、心包积液、心包填塞等发生的危险,严重的导致非常规拔管。

### (一)常见原因

**1. 导管脱出原因**

(1)导管固定不牢:导管固定方法错误,长时间没有更换敷料,出汗、洗澡时没有保护好穿刺部位而浸湿等,致使导管固定不牢使其脱出体外。

(2)剧烈活动牵拉导管使其脱出。

(3)更换敷料方法不当,将导管带出体外。

**2. 导管移位原因**　导管移位又称为继发性导管异位,主要发生在 PICC 导管留置的任何时间内。患者在带管期间,由于胸腔压力的突然变化(如体位突然变化、剧烈咳嗽、用力排便、呕吐等)、充血性心力衰竭、颈部或手臂的剧烈活动、正压通气、高压注射等原因,导致导管头端离开上腔静脉,即为导管移位。常见移位到颈内静脉、无名静脉、锁骨下静脉、腋静脉、奇静脉和右心房。

### (二)预防措施

(1)导管维护要由经过专门培训的护士进行。

(2)做好置管后相关宣教:教育护理人员和患者及家属随时观察导管固定情况,护士每天都要对导管情况进行评估,以便及时发现问题。对于夏季高温出汗或发热患者增加更换敷料的次数,发现敷料下潮湿要及时更换。洗澡时用保鲜膜缠绕穿刺上肢 3~4 圈并用胶带固定,洗澡后立即用干毛巾擦干并取下保鲜膜,若发现敷料下有湿气应立即进行维护。

(3)做好带管出院的健康教育:对带管出院患者导管进行评估记录并进行相关知识的指导教育,告知出院后必须每周维护 1 次的重要性,要让患者认识到保护导管就像保护自己的健康一样的重要,发现问题及时与医院联系。

(4)对于剧烈咳嗽、便秘患者,给予对症处理;告诉患者尽量不要突然改变体位、剧烈活动上肢,以防止导管的移位发生。

### (三)处理方法

(1)发现体外导管较前长,要立即查看体内导管长度并与置管记录比较。

若证实导管脱出,要立即进行胸部X线检查确定导管头端位置。对脱出<5 cm,X线胸片检查显示其导管头端仍位于上腔静脉内者可继续;但脱出>5 cm,X线胸片检查显示导管头端已不在上腔静脉内者,严禁将已经脱出的导管再送入体内,只能作为外周静脉导管(中长导管将导管撤出部分,使头端位于腋窝水平或肩下部),使用输注低刺激性药物、等渗或接近等渗药物。

(2)对经胸部X线检查确定导管移位者,立即进行导管正位。其方法是:在无菌操作情况下进行X线显示下动态导管调整,即先将导管退到正常位置,再边推生理盐水边慢慢送导管至使导管头端回到上腔静脉理想的位置。若正位失败,可将导管撤出部分作为中长导管使用。

## 第三节 静脉输液相关并发症及处理

### 一、发热反应

静脉输液发热反应是静脉输液治疗中最常见的并发症。它是指静脉输入含有致热源、杂质、污染的液体(药物)或输入温度过低/浓度过高的液体(药物)及输液速度过快等因素引起的不良反应。

(一)原因

1. 微粒

(1)非代谢微粒:输液操作时空气中的微粒,橡胶屑、纤维、打开安瓿时带入玻璃屑,以及药物的结晶等异物颗粒。塑料管中未塑化的高分子异物,或生产环境、生产过程中切割组装等摩擦工艺带入的机械微粒等成为致热原。

(2)药物:来自药物的澄明度质量不高,如右旋糖酐中带有大分子物质可产生致热作用;生物制品含有微量蛋白质也可致热(一种免疫学反应);其他还有胆固醇类药物。

2. 质量

(1)液体/量物质量:瓶盖松动,储运过程中瓶身因碰撞、破裂,液体被空气污染;液体或药物制剂不纯、变质或被污染;药物配制后放置时间过长,增加污染机会。

(2)输液器具质量:输液器具的污染曾是临床输液发热反应的主要原因之一,输液器具过期或因外包装简陋,造成在储运过程中磨损破裂、漏气等导致污染;普通输液器终端滤器 5μm 以下的微粒滤除率较低。

### 3. 联合用药

(1) 多种药物联合应用或多支药物同时使用,反复穿刺瓶塞,导致污染机会增多。

(2) 多种药物联合应用易发生配伍不当,导致 pH 值改变,或药物互相作用发生分解、聚合、沉淀及产生微粒而导致热原反应;药物配伍剂量大、种类多时所含致热原也增加,输入体内发生致热原反应的概率增加。

### 4. 操作行为

(1) 药物配制过程中造成的污染

1) 无菌治疗室及配制操作台面洁净程度不达标。

2) 安瓿的消毒及切割方法不规范,使玻璃微粒进入药物造成污染。

3) 针头刺入药瓶时将橡胶塞碎屑带入药物中污染药物。

4) 药物瓶口消毒不严格。

5) 手持注射器方法不规范造成注射器污染,抽吸药物注入液体内造成液体污染,药液输入体内后导致发热反应。

6) 手卫生不到位造成的污染:配药前洗手不到位,手卫生不严格。

(2) 穿刺操作不当造成污染

1) 皮肤消毒不彻底,穿刺时污染针头,将细菌带入静脉。

2) 静脉穿刺不成功或输液过程中药液外渗需要重新穿刺时未更换针头,把滞留在针头上的污染微粒带入静脉导致发热反应。

(3) 机械刺激输入静脉的液体温度与人体体温差异过大,药物浓度太高,刺激性过大,输液速度过快,在短时间内输入的致热源总量过大,都会造成机体反射性地发冷、发热。

## (二) 临床表现

发热反应发生的早晚,视致热源进入机体内的量、性质及患者的个体耐受性而异。发热反应多发生于输液后数分钟至 1 小时。

### 1. 轻度表现

患者表现为发冷、寒战、发热,体温在 38℃ 左右,停止输液后数小时内可自行恢复正常。

### 2. 重度表现

初起畏寒或寒战,面部和四肢发绀,继之高热,体温可达 40℃ 以上,并伴有

第五章 静脉输液治疗相关并发症

头痛、恶心、呕吐、心率加速、呼吸困难、烦躁不安、谵妄、抽搐等全身症状,甚至会出现昏迷、血压下降、休克和呼吸衰竭等危及生命的现象。

### (三)预防

**1. 加强药物质量管理**

(1) 严格检查药品、液体的质量和有效期。

(2) 检查药物瓶签是否清晰,是否过期。

(3) 瓶盖有无松动及缺损,瓶身、瓶底有无裂纹。

(4) 药物有无变色、沉淀、絮状物、微粒及透明度的改变。

**2. 加强配制环境管理**

(1) 操作者衣帽整洁,戴好口罩,严格执行手卫生操作,不应以戴手套取代手卫生操作。

(2) 治疗室每天定时消毒,避免操作时进行清洁卫生。

(3) 治疗室操作台面用消毒抹布擦拭后再使用,避免配制药物及输液操作时将环境及空气中的细菌带入而造成污染。

(4) 最好在净化柜或静脉调配中心配制药液。

**3. 药物应现用现配**

(1) 配制后的液体应在 2 小时内输注,避免将瓶盖开启加药后长时间放置。

(2) 特殊用药应根据药物的性质和作用按医嘱执行。

**4. 减少联合输注,注意配伍禁忌**

(1) 尽量避免多种药物混合配制输注,多种药物联用尽量采用小包装溶液分类输入。

(2) 配制后观察药物是否变色、沉淀、浑浊。

(3) 配制粉剂药品要充分摇振将药物完全溶解,检查无可见微粒后方可加入液体中使用。

**5. 加强输液器具的质量管理**

(1) 严格检查输液器具的质量和有效期,输液器具在使用前检查灭菌日期、有效期,包装袋有无破损,查看有无漏气现象。

(2) 使用有终端滤器合格的输液器,禁止使用不合格的输液器具,每购回一批都应按照有关规定进行致热源抽查测试,不符合要求者不得使用,输注脂肪乳剂、化疗药物,以及中药制剂时宜使用精密过滤输液器。

(3) 静脉输液装置系统的各连接部位保证紧密连接和无菌,输液附加装置宜

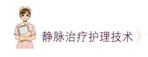

选用螺旋接口,常规排气后与输液装置紧密连接,以防连接部位脱开造成污染。

(4) 连续输液时无菌输液器具及附加装置每 24 小时更换 1 次。经输液接头(或接口)进行输液及推注药液前,应使用消毒剂多方位擦拭各种接头(或接口)的横切面及侧面。如怀疑被污染或完整性受到破坏时,应立即更换。用于输注全血、成分血或生物制剂的输血器宜 4 小时更换 1 次。输液附加装置应和输液装置一并更换,在不使用时应保持密闭状态,其中任何一部分的完整性受损时都应及时更换。

**6. 提高慎独精神,规范操作行为**

(1) 注射器及输液器针头保持无菌,避免在插入药物容器胶塞时及穿刺操作时污染。

(2) 严格消毒穿刺部位皮肤,一次性静脉输液钢针消毒面积>5 cm×5 cm,外周静脉留置针消毒面积>8 cm×8 cm。

(3) 穿刺不成功或输液过程中药液外渗需要再次穿刺时应更换穿刺针头。

(4) 提高穿刺技术,正确、有效地固定。

(5) 遵医嘱合理调节输液速度和药物温度,及时巡视观察,避免输液速度过快而发生的发热反应。

**7. 健康教育**

(1) 向患者及家属讲解输液的注意事项,不能自行调节液体速度,避免发生输液反应。

(2) 告知患者出现发热反应的临床表现,以便及时发现并告知护士,及时处理。

### (四) 处理

**1. 评估**

(1) 监测患者生命体征,尤其是体温和脉搏。观察患者的全身症状。

(2) 查看输入液体和加入药物的质量。

(3) 查看同一批次的输液器具是否污染。

(4) 输液速度是否过快。

(5) 药物配制、输液操作是否按照规范执行。

**2. 处理**

(1) 一旦出现发热反应,轻度表现的患者,应立即更换输液器,减慢输液速度或停止输液,并及时通知医生。重度表现的患者,应立即停止输液,并保留剩余溶液和输液器,必要时送检验科做细菌培养,以查找发热反应的原因。

(2)对高热患者,应严密观察生命体征的变化,不同患者做不同处理。

1)畏寒或寒战者,宜加被保暖,并给热水袋(温度适宜,防止烫伤)和热饮料。

2)高热者,给冷毛巾、冰袋(毛巾包裹,防止冻伤)、温水或乙醇物理降温。也可酌情应用解热镇痛药。

3)发绀者给予吸氧;烦躁不安者给予镇静药。

(3)药物治疗异丙嗪25 mg肌内注射或地塞米松5 mg静脉注射,严重时可给予地塞米松10 mg或氢化可的松100~200 mg,加入5%葡萄糖200 ml中静脉滴注。

(4)如出现抽搐、昏迷,甚至危及生命时,则应与医生一同实施抢救措施。同时上报药剂科、护理部及院感科等相关部门。

(5)做好护理记录。

1)药物及患者教育内容。

2)出现发热反应时的生命体征、临床表现及处理方法。

3)处理后的病情变化及效果。

## 二、急性肺水肿

急性肺水肿是指由于某种原因引起的肺内组织液生成、回流平衡失调,大量液体从肺毛细血管急剧渗入肺间质乃至肺泡内,液体渗出速度超过淋巴回流速度及肺间质吸收速度,短时间内使肺循环血量增多,肺毛细血管压力突然升高(≥4.65 kPa)或肺泡-毛细血管屏障损害,肺毛细血管内皮通透性增加,影响气体交换而引起的一种临床综合病征。急性肺水肿属于急症之一,其预后与抢救是否及时密切相关。

### (一)原因

(1)急性心脏容量负荷过重,如急性广泛性心肌梗死或感染性心内膜炎、心脏外伤等引起心瓣膜损害、腱索断裂、乳头肌功能不全、室间隔穿孔等;此外,短时间内输入过多液体,输血、输液过快,使循环血量急剧增加,心脏负荷过重可导致急性肺水肿发生。

(2)心肌有急性、弥漫性损害导致心肌收缩力减弱,如急性广泛性心肌梗

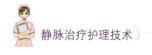

死、急性心肌炎等。

（3）急性机械性阻塞致心脏压力负荷过重及排血受阻，如严重高血压、主动脉瓣狭窄或二尖瓣狭窄等。

（4）急性心室舒张受限，如急性大量心包积液所致的急性心脏压塞导致心排血量减低和体循环淤血等。

（5）组织代谢增加和循环加速，如甲状腺功能亢进、严重贫血等。

### （二）临床表现

临床表现为起病急骤，病情可迅速发展至危重状态。突然出现严重的呼吸困难，端坐呼吸，伴咳嗽，常咳出粉红色泡沫样痰，患者烦躁不安，口唇发绀，大汗淋漓，心率增快，两肺布满湿性啰音及哮鸣音，严重者可引起晕厥及心脏骤停。典型的急性肺水肿，可根据病理变化过程分为4个时期。

（1）间质性水肿期：主要表现为夜间发作性呼吸困难，被迫端坐位伴出冷汗及不安，口唇发绀，两肺可闻及干性啰音或哮鸣音，心动过速，血压升高，此时因肺间质水肿而压力增高，细小支气管受压变窄，以及缺氧而致支气管痉挛。

（2）肺泡性水肿期：主要表现为严重的呼吸困难，呈端坐呼吸伴恐惧、窒息感、面色青灰、皮肤及口唇明显发绀，大汗淋漓、咳嗽，咳大量粉红色泡沫样痰，大小便可出现失禁。两肺布满湿性啰音。如为心源性患者，心率加速、心律失常，心尖部第一心音减弱，可听到病理性第三心音和第四心音。

（3）休克期：在短时间内大量血浆外渗导致血容量短期内迅速减少，出现低血容量性休克，同时由于心肌收缩力明显减弱引起心源性休克，出现呼吸急促、血压下降。皮肤湿冷、少尿或无尿等休克表现，伴神志意识改变。

（4）终末期：呈昏迷状态，往往因心肺功能衰竭而死亡。

### （三）预防

静脉输液是临床常用的护理技术，也是抢救、治疗患者的一个重要途径，为达到预期的治疗效果，预防急性肺水肿的发生，需要护士在早期正确的评估患者一般情况的基础上，结合患者的输液目的、病情、用药情况等内容，制订合理的输液方案，动态观察输液治疗的过程。

**1. 输液前评估**

（1）病史：评估患者的病史，详细了解患者的年龄、主诉、诊断、病因、临床表现、现存的危险因素、既往史、家族史、过敏史、输液史、药物治疗史等内容。详细询问患者有无高血压病、冠心病、风湿性心瓣膜病、心肌炎、心肌病等可引起心功能不全的基础病因。

（2）体格检查：了解患者意识与精神状况、生命体征、身高、体重、出入量、营养状况、皮肤状况等。评估患者是否存在水肿，水肿的原因、部位及程度。

（3）实验室检查：查看血常规、电解质、肝、肾功能、血气分析、胸部X线检查、超声心电图等检查，评估患者是否存在心功能不全、电解质紊乱、酸碱平衡失调等可诱发急性心功能不全的诱因。

（4）心理评估：评估患者的文化背景及社会支持情况，了解其对疾病及治疗的认识程度，评估患者是否存在焦虑、恐惧、抑郁等心理反应及严重程度，及时进行心理护理。

2. 制订合理的输液计划

（1）合理安排输液顺序：护士要评估患者的治疗方案、输注药液性质，了解每日输液总量、输液要求及方法，根据医嘱合理安排输液，选择合适的输液工具。

（2）控制输控速度：护士根据所输药物的性质、不良反应及输注速度要求，控制输液速度。患者心肺功能良好的情况下，输液速度：成人60～80滴/分，儿童20～40滴/分，婴幼儿8～15滴/分，高龄、孕妇或心肺功能不全者，输液滴速应控制在30～40滴/分，以防液体输注过快加重心脏负荷。输注高渗溶液、含钾药物、血管活性药物时，输液滴速宜慢，对于需要精确控制每小时输液量的药物，宜采用输液泵或注射泵严格控制输液滴速，避免发生电解质紊乱、心律失常等不良反应。

3. 加强巡视

（1）观察患者病情变化，监测生命体征。输液过程中定时巡视患者，询问并评估患者症状是否缓解，观察药物治疗效果，进行相应临床生化指标的监测。若患者在静息状态下出现原因不明的疲乏、焦躁、呼吸短促、频率加快，心率增加15～20次/分，应警惕患者心功能降低，及时查找病因，遵医嘱给予对症治疗。

（2）特殊药物：血管活性药物、非甾体抗炎药、抗生素、抗肿瘤药物等均会对心血管系统产生影响，在输液过程中，应了解药物特性及观察要点，预防并及时发现用药后不良反应。

1）血管活性药物：使用血管活性药物时要密切观察血压、脉搏的变化，以便及时调整药物的种类及用量。

2) 非甾体抗炎药：有阿司匹林、对乙酰氨基酚、吲哚美辛、萘普生、萘丁美酮、双氯芬酸、布洛芬、尼美舒利、罗非昔布、塞来昔布等，有增加心力衰竭的风险，尤其合并高血压、糖尿病或肾功能不全的患者更为明显。美国心脏病协会（AHA）临床指南建议不要在已确诊为心血管病或具有心血管病高危因素的人群中使用非甾体抗炎药；如必须使用，应注意严格掌握适应证，注意不良反应的监测；药物剂量应尽可能小、时间尽可能短，坚持个体化用药，根据患者心血管风险和消化道水平制订用药策略。

3) 抗生素：某些抗生素可直接影响心功能从而诱发或加重心力衰竭。研究表明，伊曲康唑是抗真菌药物中可能对心功能影响最明显的药物，其负性肌力作用可引发心力衰竭，因此在原有心血管疾病或心功能不全的患者中应用应加以注意。喹诺酮类抗生素（左氧氟沙星、莫西沙星）、大环内酯类抗生素可引起 QT 间期延长及室性心律失常。喹诺酮类药物应避免用于接受Ⅰa类（如奎尼丁、普鲁卡因胺）或Ⅲ类（如胺碘酮、索他洛尔）抗心律失常药物治疗的患者。

4) 抗肿瘤药物：某些抗肿瘤药物可引起明显的心肌损伤，如蒽环类药物：多柔比星、伊达比星等；烷化药：环磷酰胺、异环磷酰胺等，其临床表现从无症状性心肌损伤标志物升高到明显的心脏扩大及心力衰竭。为减少抗肿瘤药物对心肌的损伤，可使用某些心肌保护药物，降低发生心力衰竭的风险性。

（3）监测患者出入液量：记录患者出入液量，以便后期调整治疗方案。对于轻、中度心功能不全患者常规限制液体摄入并无益处，对于重度心功能不全患者液体摄入限量在 1.5～2.0L/d，有助于减轻症状和充血。

（4）必要时监测体重：定期监测体重有助于早期发现水、钠潴留现象。若患者在短时间应（1～2 天）体重突然增加＞2kg，应考虑患者已有水、钠潴留，应及时明确病因或诱因，给予相应处理。测量体重应晨起排空大小便后，在固定时间同一着装下测量。

**4. 严格交接班制度**　护士要严格交接班制度，尤其是婴幼儿、老年及危重患者，在输液期间实行床旁交接。交接班时详细介绍患者病情变化，治疗过程中的注意事项及患者心理状态等。当班护士应准确、客观、及时地记录患者静脉输液治疗的相关情况。

**5. 健康教育**　应贯穿在整个输液过程中，于输液前、中、后向患者及其家属进行教育，说明静脉输液的目的，告知所输药物的名称、作用和有可能出现的不良反应,消除其焦虑、恐惧心理,积极配合治疗。同时向患者强调切勿自行调节滴速,对应用输液泵或注射泵的患者切勿自行更改机器设置,以免造成不良后果,输液过程中患者有任何不良反应,随时联系护士。

### (四) 处理

#### 1. 评估

(1) 患者输入体内的液体量。

(2) 患者的生命体征。

(3) 患者的精神状况。

#### 2. 处理

(1) 减少静脉回流:立即停止正在输注的液体,保持有效的静脉通路,监测生命体征、血氧饱和度等。协助患者采取被迫端坐位,病情平稳时采取舒适的半坐位(角度<30°)或平卧位,如果患者出现意识不清,大动脉搏动不明显,甚至消失,应采取复苏体位,并准备好心肺复苏抢救。

(2) 镇静:不建议常规使用阿片类的药物皮下或肌内注射(如吗啡),若使用此类药物的患者应监测呼吸困难和焦虑缓解情况,警惕呼吸抑制和意识的改变。对老年人,神志不清,已有呼吸抑制、休克或合并肺部感染者禁用。为缓解患者紧张、焦虑情绪,应为患者提供安全舒适的环境,及时解答患者的问题,做好心理支持。

(3) 吸氧:患者呼吸困难明显并伴有低氧血症($SpO_2$<90% 或 $PaO_2$<60 mmHg)推荐给予高流量吸氧(6~8 L/min),不建议湿化瓶内加入酒精,这可能导致支气管和肺泡壁损伤。严重者可采用无创呼吸机持续加压(CPAP)或双水平气道正压(BiPAP)给氧。

(4) 利尿:静脉给予作用快而强的利尿剂如呋塞米 20~40 mg,或依他尼酸钠 25~40 mg 加入葡萄糖内静脉注射,以减少血容量,减轻心脏负荷,应注意防止或纠正大量利尿时所伴发的低钾血症和低血容量。

(5) 血管扩张剂:静脉滴注硝普钠或酚妥拉明以降低肺循环压力,但应注意勿引起低血压,也可舌下含化硝酸甘油或二硝酸异山梨醇降低肺循环静脉压。

(6) 强心药:如近期未用过洋地黄类药物者,可静脉注射快速作用的洋地黄类制剂,如毛花苷 C、毒毛花苷 K 等,对二尖瓣狭窄所引起的肺水肿,除伴有心室率快的心房颤动外,不用强心药,以免因右心排血量增加而加重肺充血。

(7) 氨茶碱:对伴有支气管痉挛者可选用,氨茶碱 0.25 g 加入 10% 葡萄糖液 20 ml 稀释后静脉缓慢注入,可减轻支气管痉挛,扩张冠状动脉和加强利尿。不良反应有室性期前收缩和(或)室性心动过速,故应慎用。

(8) 糖皮质激素:氢化可的松 100~200 mg,或地塞米松 10 mg 加入葡萄糖液静脉滴注亦有助肺水肿的控制。

(9) 控制原有疾病和诱发因素:如有发作快速性心律失常,应迅速控制。

## 三、空气栓塞

静脉空气栓塞(venous air embolism,VAE)是临床上危险的围术期并发症,其发生隐匿,发作却很凶险。人们对 VAE 的认识由来已久,但是近年来仍时有报道,其几乎可以发生在各种手术和麻醉操作当中,令人防不胜防。静脉输液、输血是临床上最基本的护理操作技术,是医院治疗与抢救患者的重要手段,但如有不甚,空气进入静脉,也会发生空气栓塞导致患者死亡。因此静脉输液治疗中引起空气栓塞的预防和处理不容忽视。

空气栓塞主要是指空气进入静脉系统,随后通过中心静脉进入到右心房、右心室、肺动脉。其发生需要满足两个基本条件:①有空气进入血液;②需要有一定的压力差,即静脉压力相对低于大气压,或有直接或间接的外界压力推动空气进入血液中。

空气栓塞对患者的影响主要与空气进入血液循环的量、速度和气体进入时患者的体位有关。空气快速进入血液循环可以引起严重的血流动力学的波动。气体进入人体的致死量,意见尚未统一,有人认为 100 ml 左右的气体量迅速进入血液循环时,即可导致成人心力衰竭;危重或循环不稳定的患者,即使进入少量空气亦可导致严重意外。大量空气快速进入静脉后,到达右心房和右心室,可以阻塞右心室流出道,发生急性右心衰,直接导致死亡。如果空气缓慢进入,则阻塞只会发生在肺循环,导致肺血管收缩和肺动脉高压,右心室后负荷增加,肺血流量减少,左心室前负荷减少,心排血量下降,严重可致循环衰竭。肺血管阻力增加和通气/血流比失调导致肺内右向左分流,肺泡无效腔增加,缺氧和高碳酸血症。机体通过循环吸收的作用可以耐受少量的空气。

### (一) 原因

(1) 特殊体位:手术空气栓塞常发生在一些手术当中,如神经外科手术,患体体位处于竖直,由于头部高于心脏,输液水平的静脉压力降低,甚至低于大气压,易导致空气吸入血液循环,从而引起空气栓塞。颅骨和硬膜上的静脉窦属于不可塌陷的静脉。一旦切破,空气即可从破口不断被吸入到静脉引起栓塞。

(2)术中使用医用气体腔镜:手术中需要使用医用气体充气,手术中组织器官切开的同时也伴有静脉切开,在充气腹时气体易在压力作用下直接进入血液循环。

(3)产气消毒液在未开放和半开放的伤口(如窦道等)用过氧化氢($H_2O_2$)冲洗最易发生气体栓塞,因 $H_2O_2$ 释放的氧气不能充分和外界相通,局部形成一定压力,迫使氧气进入血液,造成栓塞。

(4)麻醉操作如深静脉穿刺、漂浮导管放置等,也容易出现空气栓塞。中心静脉导管置入或空气栓塞是麻醉操作中潜在的危险并发症,拔除时患者深吸气,当拔除中心静脉导管后,皮肤和血管间存在永久性瘘管。

(5)导管:导管断裂、导管连接处断开。

(6)护理操作不当:输液时,未排尽输液器管内空气,或输液器各部位衔接不紧密,存在漏气现象;连续输液过程中更换溶液瓶不及时或输液完毕未及时拔针;更换中心静脉导管输液接头时操作不当;加压输液、输血时,液体滴空,在液面接近瓶内针尖时,未及时拔针等均可引起气体进入静脉,导致空气栓塞的发生。

## (二)临床表现

空气栓塞的症状是非特异性的,临床表现变化大,可以无症状或只有轻微症状而未引起注意,因肺作为滤器重吸收静脉内的空气,当此机制失代偿时,患者会出现严重缺氧和低血压,可能出现心血管系统衰竭而猝死。患者对空气栓塞的反应取决于以下几个因素。

(1)进入静脉的气体量、速度,大量空气快速进入血液更易导致血流动力学的衰竭。

(2)患者心血管系统的状态。

(3)发生栓塞时的体位和是否有右向左分流。当患者处于左侧卧位时耐受力最佳,若采取垂直体位,大气压与血管内压差增大,进入静脉的空气量增多,症状相对更重。当存在右向左的心内分流时,气体进入动脉系统,这样即使非常少量的空气,也能导致极其恶劣的预后。临床上清醒的患者,常会有胸痛及头晕目眩等不适症状。按其表现主要可以分为两大类,即循环系统和呼吸系统表现。

1) 循环系统:在空气栓塞时心动过速和心动过缓甚至心搏骤停。经胸前区听诊可闻及心脏的"磨轮样杂音"(mill-wheel murmur),心电图检查表现有非特异性的 ST-T 改变,以及右心室劳损的变化。肺动脉压力(PAP)在大量空气栓塞时下降,但在空气缓慢引起栓塞时则升高。由于右心功能障碍,中心静脉压(CVP)通常升高。

2) 呼吸系统:清醒患者主要表现为呼吸困难和呼吸急促。呼气末 $CO_2$ 分压迅速下降,伴有动脉血 $CO_2$ 分压增加和氧分压下降。空气栓塞可以导致肺内中性粒细胞释放炎症因子,增加肺血管通透性,出现类似急性呼吸窘迫综合征(ARDS)的肺损伤表现。患者肺顺应性下降,肺功能受损。

### (三) 预防

**1. 特殊体位手术**　在行神经外科等坐位手术的整个过程中,麻醉医生应时刻提高警惕,实时监测,熟悉空气栓塞发生后的识别和处理方法。在条件允许的情况下,除基本的生命体征监测外,呼气末正压(PEEP)的应用能够为有经验的麻醉医生对空气栓塞的发生提供有效的监测。

**2. 术中使用医用气体**　如术中疑有静脉破损时,应慎用医用气体或停止使用,立即缝合破裂的静脉,夹闭可能开放的中心静脉导管。

**3. 产气消毒液**　在局部使用过氧化氢时应慎重。如使用过氧化氢溶液冲洗伤口时,注入溶液时压力勿过大,分次冲洗,冲洗时要与生理盐水同时交替使用,以便降低热能灼伤和气部排出;用在盲腔或者排气不畅部位时,如四肢骨折骨髓腔清创、深部脓腔更应注意;使用后密切监测患者的生命体征、血氧饱和度等,出现异常应及时处理。

**4. 麻醉操作**　麻醉操作过程中,在置入导管、更换导管和拔管时要仔细、谨慎,此时空气进入的危险最大。当进行颈内或锁骨下静脉置入导管时,患者取头低脚高位,增加中心静脉压,换导管时应关闭输液调节夹远端。拔除中心静脉导管时,使导管外端水平于或低于心脏水平,当从血管中拔除最后一部分时指导患者做瓦式运动(深吸一口气,屏住呼吸憋住然后鼓肚子);拔管后,纱布按压穿刺部位 5~10 分钟以上,直至止血,贴上敷贴密闭 24 小时。CVC 拔管后患者需坐位或平卧位休息 30 分钟,24 小时后视情况换药,直到穿刺点愈合。

### 5. 规范护理操作行为

（1）静脉输液前一次性排尽输液器空气，宜使用无针输液接头与输液器紧密连接；在与导管连接前，确保输液器和附加装置中充满液体；当更换输液器或无针输液接头时，体位应与心脏齐平或低于心脏；并需认真检查输液管路，避免错误连接。微量输液泵需准确调节输液速度、量。

（2）输液过程中及时巡视，保持充足的液体；液体不足时会增加空气栓塞的风险，及时更换输液瓶，发现问题应及时处理。

（3）输液滴完及时拔针，严防空气进入，造成栓塞。

（4）健康教育：指导患者或家属做好输液过程中的配合。

（5）为留置 CVC 或 PICC 患者更换导管附加装置时，如导管无流速调节器，指导患者在操作过程中进行瓦氏运动，可先将导管反折，消毒后进行更换。如导管带有流速调节器，应先将夹子夹住，迅速分离现有的连接器或接头，将其与导管端进行安全连接；附加装置更换前需进行预冲，以排尽装置内的空气。

（6）告诉患者和家属进行导管的保养和维护时，识别空气栓塞的征兆，当发生栓塞时能够采取及时、恰当的干预措施。

### （四）处理

**1. 评估**　当怀疑有空气栓塞时，护士应能够识别其症状和体征，并及时采取干预措施。

（1）查找空气栓塞来源的高危因素，如输液系统连接是否紧密、中心静脉通路是否存在接头松脱或意外进气的可能。

（2）评估患者意识、心率、血压、呼吸、血氧饱和度等变化，如出现突发呼吸困难、心律失常、意识丧失、不明原因的低血压、肺水肿和血氧饱和度下降，特别是血 $CO_2$ 分压迅速下降时，应充分考虑空气栓塞的可能。

**2. 处理**

（1）找出空气栓塞的原因，立即采取措施阻止气体继续进入静脉内。

1）应立即夹闭静脉管道，夹闭可能开放的中心静脉导管等。

2）如果接头断开或导管损坏，则关闭导管。

3）如果导管装置已拔出，则封闭穿刺点。

4）立即通知医生。

5）持续监测生命体征，观察患者的一般情况。

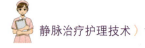

6）根据医嘱进行干预和治疗。

7）立即给予患者吸纯氧：及时采取高压氧治疗，可以减少气体栓子的体积，从而缓解病情，减轻空气栓塞后并发症。

（2）如无疾病禁忌则立即采取头低足高左侧卧位，使空气进入右心室，避开肺动脉入口。由于心脏的跳动，空气被混成泡沫，分次小量进入肺动脉内，这样可以最大限度地减少空气栓子迁移。

（3）如需行心肺复苏术（CPR），将患者置于仰卧位。

（4）通过中心静脉导管或肺动脉导管回抽气体。有研究认为，能真正抽到气泡的不足6%。也有人认为，前端开口导管较三向瓣膜导管回抽气体的效果更好，如果导管位置适当，可以抽到心腔内的空气。

（5）对症治疗：镇静、改善呼吸、抗休克、抗心律失常，积极补液，避免血压降低；输液不应过量，以免导致或加重肺水肿。应用强心、利尿和血管活性药物等，如多巴胺、肾上腺素等。

（6）患者病情稳定后，应详细、据实地记录空气进入的原因、可能进入的空气量、对患者的观察和评估、采取的措施和效果、患者的病情和对干预措施的反应。

（7）继续密切观察并做好记录，直至患者完全脱离危险为止。

（8）完成意外事件和警讯事件的上报。

## 四、药物过敏反应

药物过敏反应又称药物变态反应，是某种药物作用于人体后产生的免疫反应。这种反应与药物剂量、正常的药理反应或毒性无关，反应性质各有不同，不易预知。它仅发生于用药人群中的少数，很少的剂量即可发生过敏反应，一般发生于多次接触同一种药物后，与人的特异性过敏体质相关。

### （一）原因

药物过敏反应属于异常的免疫反应，药物作为一种抗原，进入人体后，有些个体体内会产生特异性抗体（IgE、IgG及IgM），使T淋巴细胞致敏，当再次应用同类药物时，抗原抗体在致敏淋巴细胞上相互作用，引起过敏反应。

### （二）临床表现

（1）药物过敏反应主要有两种形式：一种是在用药当时就发生称为即发

反应;另一种是潜伏半个小时,甚至数天后才发生,称为迟发反应。

(2) 轻度表现:皮肤瘙痒、皮疹等;当患者病情进一步发展,出现重度临床症状,如血管神经性水肿、哮喘、胸闷、呼吸困难、心悸、面色苍白、冷汗、恶心、呕吐、发绀、头晕、眼花、烦躁不安、抽搐、血压下降、意识丧失、大小便失禁、喉头水肿、过敏性休克,甚至呈濒死状。

(3) 血清病型反应:表现为发热、关节疼痛、全身淋巴结肿大、皮肤瘙痒、荨麻疹、腹痛、腹泻等。

### (三) 预防

(1) 用药前询问过敏史,包括食物过敏史。对有过敏史者禁用该类药物,高敏体质者慎用易过敏药物。

(2) 遵医嘱做药敏性试验,正确判断阳性指征。规范皮试液的配制方法,尽量减少假阳性判断。药物过敏试验呈阴性使用药物后,停药超过3天,需重新进行药物试验;如遇到青霉素批号更新,也需重新进行药敏试验。不应空腹进行药敏试验。

(3) 配药前严格检查液体/药物的有效期、透明度、瓶盖有无松动。

(4) 输液过程中密切观察患者有无过敏反应的先兆。

(5) 静脉滴注开始速度要慢,严密观察10分钟后,无不良反应再调节至正常速度,用药后必须严密观察半小时以上,以防发生迟发型过敏反应。

(6) 药物现配现用,防止和减少过敏反应的发生。

(7) 易过敏的药物和中成药制剂,应使用精密输液器输液,滤去易引起过敏的杂质。

### (四) 处理

#### 1. 评估

(1) 患者的生命体征。

(2) 患者的意识。

(3) 有无喉头水肿。

(4) 临床表现。

#### 2. 处理

(1) 一旦发生过敏反应,立即停药,保留输液通路,更换输液器及液体,报告医生,遵医嘱对症处理,安慰患者,妥善保存剩余药物,抽取输液器内的液体

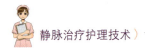

和患者对侧肢体的血液做生物学监测检查。

(2) 当患者只是局部皮肤表现,如皮肤潮红、瘙痒、荨麻疹、斑丘疹,可以给予抗组胺药物治疗,如果皮损严重,出现严重的药疹,则需要给予肾上腺皮质激素治疗,注意皮肤损伤的护理。

(3) 一旦出现过敏性休克,立即采取以下抢救措施。

1) 患者立即平卧,就地抢救。

2) 皮下注射0.1%盐酸肾上腺素1mg(小儿酌减),症状如不缓解,可每隔30分钟再次皮下注射或静脉注射该药0.5mg,直至脱离危险。

3) 改善缺氧症状,给予氧气吸入。呼吸受抑制时,应立即行口对口人工呼吸,并肌内注射尼可刹米或洛贝林等呼吸兴奋剂。喉头水肿致窒息时,应立即准备气管插管,必要时实施气管切开。

4) 如有心脏骤停,立即进行心脏按压、人工呼吸等心肺复苏的抢救措施。

5) 遵医嘱给予抗过敏药物,地塞米松5~10mg静脉推注,或氢化可的松200mg加入5%~10%葡萄糖液500ml静脉滴注。

6) 建立两条静脉通路,以便迅速补充血容量。如血压偏低,遵医嘱应用晶体液静脉滴注,给予多巴胺维持血压。

7) 纠正酸中毒和抗组胺类药物。

8) 注意保暖。

(4) 过敏反应发生后,密切观察生命体征变化。同时,注意神志、末梢循环、尿量,以及皮肤、心、肝、肾等器官的功能变化。

(5) 做好抢救记录。

## 第四节 辅助装置相关并发症及处理

### 一、医用器械性压力性损伤

器械相关压力性损伤,是由于使用诊断或治疗目的器械持续压迫皮肤或黏膜,或潜在组织所致的局限性损害,所导致的组织损伤通常与器械形状相吻合。多以1、2期损伤为主。

**(一) 原因**

留置针因留置时间短,发生压力性损伤概率较小,PICC因其具有留置时

第五章 静脉输液治疗相关并发症

间长、可安全输注刺激性药物、保护血管、减轻患者痛苦等优点,被临床广泛使用。但护理人员在重视 PICC 置管与管路维护的同时却往往疏忽了接头部位对皮肤造成的压力损伤。分析造成受压可能因素有以下几种。

（1）护士用透明敷料将导管固定在前臂内侧上段,固定用敷料可能过紧,导致 PICC 接头对皮肤压力过大。

（2）脑外科患者常较烦躁,不配合,防止 PICC 导管的脱落,输液的通畅,护理人员会使用约束带将肢体固定于病床上,前臂内侧会处于受压状态,且前臂内侧皮肤较薄嫩,长时间压迫可能会造成压力伤。

（3）患者在病房放置的 PICC 导管,一般由专业人员维护,平时交接班时只注重液体滴注是否通畅及有无回血,不会主动评估有无压疮发生的可能。

## （二）处理方法

（1）全面评估：医疗器械相关性压力部位与医疗器械和皮肤接触部位相关,因此对患者压力性损伤风险因素的评估,早期、系统、客观、动态地判断患者是否存在发生压力性损伤的可能,给予预警,实施有针对性的措施,可以有效减少压力性损伤的发生。对使用医疗器械的患者需评估器械使用时间、接触身体的部位,以及对皮肤产生的压力情况。根据评估的危险状态,做好防护并持续关注,根据防护效果及时对防护方法予以矫正,以达到最佳的防护状态,应用压力性损伤量表对患者压力性损伤风险评估的同时,关注医疗器械与皮肤接触部位的评估（PICC 接头部位）。各种外接管路如未能妥善放置固定会导致压力伤的发生,如 PICC 置管后弹性绷带过紧导致的压力性损伤等。

（2）将 PICC 管路梳理妥当,使其避免处于压力状态,减少管路对皮肤的压力伤,必要时用"高举平台法"固定管路,可以在防止管路滑脱的同时,也避免管路直接接触皮肤。

（3）临床压力性损伤预防护理中,越来越重视使用敷料保护皮肤,减少皮肤所受压力和剪切力。常用敷料有泡沫敷料、水胶体敷料和薄膜敷料。由于数种敷料均对皮肤有保护作用,临床使用中开始会选择,可在更换敷料时及时改变敷料的种类,选择非黏性敷料进行皮肤的保护会有效避免压力性损伤的发生。

（4）患者昏迷或在麻醉状态下因意识的改变而感觉不到过度压迫的疼痛刺激,从而容易引起 PICC 外固定局部皮肤的受压,从而导致压力性损伤的发生。在临床护理过程中要掌握好各种外固定的正确使用方法及注意点,加强

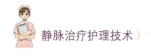

评估及观察，交接班时认真仔细，防止压力性损伤的发生。

## 二、医用胶相关皮肤损伤

医用胶相关皮肤损伤（MARSI）是指移除黏胶产品后的30分钟或30分钟以上的时间内出现持续性红斑和（或）其他的皮肤异常（包括但不限于水疱、大疱、糜烂或撕裂）。

### （一）原因

当黏胶和皮肤之间的黏性强于皮肤细胞和细胞之间的连接时，则容易导致表皮部分或完全分离。揭除胶布时，即便有时并无肉眼可见的损伤，但表皮细胞层之间常常发生脱离，反复的粘贴和揭除胶布会明显削弱皮肤的屏障功能，甚至导致局部的感染，从而出现皮肤问题。

#### 1. 内在因素

（1）年龄（新生儿、早产儿、老年人）。

（2）皮肤疾病（如湿疹、皮炎、慢性渗出性溃疡、大疱性表皮松解症等）。

（3）其他疾病（如糖尿病、感染、肾功能不全、免疫缺陷、静脉高压、静脉曲张等）。

（4）营养不良。

（5）脱水。

#### 2. 外在因素

（1）皮肤干燥（大力、反复清洗；使用含酒精产品）。

（2）长期暴露在潮湿环境中。

（3）药物的影响（如抗感染药、抗凝药、化疗药物、长期糖皮质激素使用）。

（4）治疗（如放疗、光疗损伤）。

（5）黏胶粘贴/揭除方法不当。

（6）反复粘贴胶布。

#### 3. 与静脉治疗相关的因素

（1）选择不恰当：使用黏性过强的黏胶，胶布选择错误（如水肿、关节活动部位使用无伸展性的胶布）。

（2）粘贴不正确：粘贴时张力过大（使用扯、拉、拽的方式粘贴）、粘贴方法不正确（如不允许向预期会发生水肿/关节活动的方法粘贴）、粘贴表面过湿；使用含酒精产品清理皮肤，导致皮肤过干，易产生接触性皮炎；直接粘贴在毛发上，密闭胶布时间过久。

（3）揭除方式不正确：揭除速度太快，揭除时角度太大，揭除时黏胶下的皮肤支持不充分，反复揭除胶布。

### （二）处理方法

（1）获得患者的已知或疑似过敏及敏感病史，以最大限度地降低出现于医用胶相关皮肤损伤的风险。

（2）对于所有与医用黏胶剂相关的皮肤损伤，应进行全面评估，已确定损伤严重程度并指导相关伤口控制。

（3）根据预期用途、解剖位置、采用的胶黏剂以及使用部位的环境条件，选择最为适宜的胶黏产品。

（4）针对含胶黏产品，采用正确的使用和移除方法医用黏胶的正确粘贴方式

1）确保所用区域清洁及干燥。

2）必要时剃除毛发。

3）提供无酒精的皮肤保护屏障。

4）在使用胶布产品前确保使用区域皮肤彻底干燥。

5）应使用无张力的方法固定胶布，必要时可折叠一角便于揭除。

6）用柔和的压力，均匀的将黏胶产品固定于需要的区域，避免留有空隙或者让皮肤紧绷。

7）固定水肿及关节部位应使用平和的有拉伸性的黏胶产品，同时注意活动方向与拉伸方向一致。

8）如果需要有压力固定，可以将胶布拉伸，拉伸的部位仅限敷料的部位，其他部位无张力固定。

（5）医用黏胶的正确揭除方式

1）先松开黏胶产品的边缘，如果边缘没有折叠，可以另用一小块胶布粘贴胶布边缘，以方便揭除。

2）用另一只手循着胶布移除的方向按住被牵拉的皮肤，即绷紧皮肤。

3）顺着毛发方向 0°或 180°撕除胶布。

4）透明敷料揭除时，先松开黏胶边缘，水平拉伸薄膜敷料。

5）若有必要使用医用胶去除剂。如该部位不在粘贴胶布，可以使用乳液、凡士林、矿物油来协助去除黏胶。

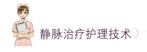

## 三、皮肤过敏

### (一) PICC 过敏性皮炎的诊断标准和临床表现

(1) 诊断标准：PICC 过敏性皮炎的皮损主要发生于 PICC 导管周围的接触部位皮肤，有一定形态，境界清楚，经积极处理缓解后，可遗留暂时性色素沉着。

(2) 临床表现：轻度表现为红斑、散在丘疹、轻度瘙痒；中度出现瘙痒加重，有水泡，但无皮肤破损；重度可出现大疱、糜烂、渗出、皮肤破溃等，少数严重患者可出现发热、畏寒、恶心、头痛等全身症状。

### (二) 原因

皮肤过敏有三大因素，即固定敷贴粘贴紧、不透气，夏季及高温天气及患者自身原因。PICC 置管后局部皮肤发生接触性皮炎的原因有性别、过敏体质、内环境的改变、季节、材料、消毒剂等。PICC 长期留置，常规的消毒皮肤、频繁的更换敷贴，使皮肤反复受到消毒剂的化学刺激。消毒液待干后部分残留在皮肤表面上，形成一种刺激源，在长时间里持续直接作用于皮肤，导致皮炎。

(1) 内源性因素：主要包括年龄、性别及患者自身的高敏体质等。

(2) 外源性因素：引起 PICC 皮肤过敏的外源性因素主要有 PICC 导管、不同贴膜、各种消毒剂的应用，以及护理人员的不规范操作等。

### (三) 处理方法

(1) 合理选择敷贴：3M 公司生产的敷贴由于具有透气、不透水、粘贴牢固等特点，作为 PICC 换药的首选敷料。通过比较 3M 敷贴水胶体、敷贴和 IV3000 敷贴，3 种敷贴的成本及效果，得出结论：3M 敷贴成本最低，出现接触性皮炎的概率最高，效果最差；而水胶体敷贴成本最高，但发生接触性皮炎概率最低，效果最好；IV3000 敷贴成本排第二，接触性皮炎发生率与水胶体敷贴相同，效果居中。因此，在选择敷贴时应当根据患者情况合理选择敷贴。

(2) 心理护理在护士对患者进行 PICC 导管护理时应交代注意事项，因此置管前护士要全面了解患者置管前后的情况及需求，重点告知患者置管后的注意事项，尤其是有过敏体质的患者，向患者详细介绍 PICC 置管的必要性，提高患者的重视意识。PICC 置管成功后，患者是否依从医嘱换药和冲管是影响

PICC 导管相关并发症的重要因素。置管后,患者不但需要护士经常性的观察与护理,还需要护士教会患者观察穿刺局部有无渗漏、穿刺点有无出现局部皮肤过敏,或伴有皮肤瘙痒,出现皮疹、分泌物等症状,增强患者的自护能力。

(3) 加强护理干预 PICC 穿刺操作应由取得 PICC 资格的专职护士进行,防止因操作不熟练导致感染。对更换敷料的护士进行专题培训并考核。由经过培训的护理人员进行 PICC 穿刺操作和导管的日常维护是护理工作发展的需求。

(4) 发生过敏时应用 4 层无菌方纱及纸胶布给患者换药,外加网状弹性绷带包扎,每天换药可增强过敏部分皮肤的透气,保持局部皮肤干燥。水胶体敷料具有透气不透水的特点,能阻挡皮肤外界的微生物,且可吸收渗液,保持穿刺部位干燥,减少穿刺点感染的机会。

(5) 选择合适的消毒剂,置管后科学的导管维护和皮肤护理对预防置管处皮肤护理尤其重要。敷贴应每周常规更换一次,污染或卷边时随时更换。更换时应做好局部的消毒,先用 75% 酒精消毒脱脂 3 次,再用碘伏消毒 1 次,最后用 75% 酒精脱碘 3 次:消毒的顺序需按顺-逆-顺时针方向交替进行,确保皮肤彻底消毒。消毒范围以穿刺点为圆心,半径≥6.0cm,同时穿刺点距离敷料边缘≥5.0cm。在局部清洁时彻底清除敷贴部位残余的粘胶,以免过多的黏胶增加对皮肤的刺激。通过研究发现,在使用皮肤消毒剂后再用生理盐水进行擦拭,可以有效地减少消毒液在皮肤上的残留,因为生理盐水性质温和,pH 值呈中性,对皮肤无刺激,可以有效地减轻因消毒剂引起的过敏反应。但是,当患者发生接触性皮炎时,若继续使用 3M 敷贴,常可使皮损症状得不到改善甚至加重,此时应改用柔软、透气性好的无菌纱布,每天换药以保持局部皮肤干燥,避免汗液的刺激。用无菌碘酒棉球严格消毒后(禁用刺激性的酒精棉球擦拭),再用无菌生理盐水清洗针眼及导管,在过敏的皮肤处涂擦地塞米松软膏,最后用 2 块无菌剪口纱布相互交叉重叠以固定导管,外用纱布包裹胶布固定,以防导管脱出。胶布尽量不接触患处皮肤。

(6) 外敷用药

1) 轻度过敏反应:采用薄荷炉甘石洗剂外涂,具有清凉、止痒作用,能有效缓解瘙痒不适等过敏症状,增强患者舒适感。对碘酊及酒精过敏的患者,将消毒剂改用 0.9% 氯化钠注射液,0.1% 苯扎氯铵或碘伏消毒液清洁消毒皮肤,减少对皮肤的刺激。

2) 中度过敏反应采用地奈德软膏外涂,药理作用本品为糖皮质激素类药物,具有抗炎、抗过敏、止痒及减少渗出的作用;对于中度皮肤过敏的患者,治疗皮炎湿疹类皮肤病疗效好,可供临床选用治疗 PICC 导致的过敏性皮炎。

3) 重度过敏反应:采取磺胺加地塞米松加无菌生理盐水湿敷换药,效果好。对于重度过敏患者,采用穿刺点用碘伏消毒,周围皮肤用无菌生理盐水棉球擦拭,局部皮肤涂擦艾洛松,用无菌纱布缠绕固定,再用弹性绷带固定,隔天换药 1 次,效果显著。

(7) 出院带管护理对出院后的导管护理,做好出院后的健康教育和出院指导非常重要通过实施规范化健康教育,能有效减少留置 PICC 导管并发症的发生率。同时鼓励患者学习和掌握自我护理,在患者住院期间对其进行 PICC 的相关知识宣教,提高患者的护理意识。

### 【案例 2】贴膜所致皮肤过敏

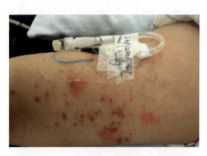

图 5-4-1 局部皮肤红疹,部分破溃渗出

患者陈义勇,男 62 岁,结肠肿瘤术后第 3 次化疗。患者于 2018 年 5 月 5 日再次入院行第 3 周期化疗。入院查看 PICC 导管及局部皮肤,发现导管周围皮肤过敏样反应,面积 5 cm×10 cm,局部皮肤红疹,部分破溃渗出(图 5-4-1)。寻找原因,如敷料、消毒液、病人体质、环境因素。

处理:

(1) 消毒:以 0.9% 生理盐水代替酒精清洁局部,以减少酒精对局部皮肤破溃面的刺激,减轻患者的疼痛;再用碘伏消毒 3 遍,规范维护,待干。

(2) 局部用药:以地塞米松注射液 5 mg 局部外用,待干。

(3) 贴膜裁剪:用 HP 透气贴膜。根据皮疹范围及部位用无菌剪刀进行裁剪,尽量暴露皮疹部位。加强宣教防脱管。

(4) 再给予 1 天 2 次派瑞松软膏外涂局部暴露皮肤(图 5-4-2),每次都以生理盐水清洁后再涂软膏。

观察局部破溃面干燥无渗出,部分结痂面,贴膜无卷边,覆盖面及穿刺点干燥。

患者于入院第 4 天出院,皮疹进一步消退,局部皮肤干燥结痂(图 5-4-3)。出院 1 周电话回访,患者自诉按期到血管通路门诊更换 1 次已完全恢复。

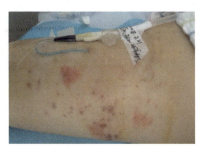
图 5-4-2 患者治疗后局部皮肤破溃面干燥无渗出

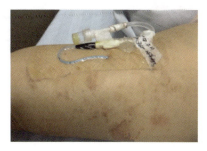
图 5-4-3 皮疹消退,局部皮肤干燥结痂

总结:以预防为主。

(1) 保持局部干燥,避免流汗,汗液长时间浸湿皮肤引起皮疹和局部感染。

(2) 如天气比较热应适当开空调、风扇等。

(3) 如出汗,导致贴膜粘贴性不强应及时更换。

(4) 贴膜 1 周更换 1 次。如遇特殊情况,只能提前不可延后。

(5) 加强对导管的自我保护意识,提高依从性。

(6) 规范维护,消毒液待干燥后方可贴膜。

(7) 选用合适的贴膜。

# 第六章 静脉治疗相关专利

## 第一节 外周置入中心静脉导管(PICC)置管患者专用服装

### 一、简介

专利名称:PICC 置管患者专用服装

专利号:ZL201320422545.2

危重患者和肿瘤化疗患者需要进行经皮外周静脉穿刺中心静脉置管(PICC 置管)穿刺部位经常是手臂,在给其静脉滴注时,穿着普通病服的患者往往需要挽起患者的袖子,不方便也不保暖,同时其输液管贴着手臂包在袖子里,会给患者带来不便和不适感。设计一种结构简单,方便操作,保暖且保护隐私的衣服可解决这些问题。

### 二、专利装置介绍

本实用新型的 PICC 置管患者专用服,包括了衣身和两个衣袖,两个衣袖的肩部以下分别设有一拉链,所述拉链的接缝路径与对应的衣袖的外侧中线重合(图 6-1-1,图 6-1-2)。平时拉上拉链就和普通上衣一样,需要为患者操作置管治疗时,只需要拉开拉链,露出上肢,护士方便操作。

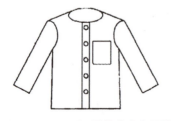

图 6-1-1 PICC 置管患者专用服

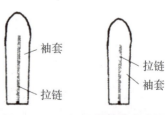

图 6-1-2 PICC 置管患者专用服的两侧袖子

第六章 静脉治疗相关专利

## 三、专利优缺点

本实用新型的 PICC 置管患者专用服,克服了现有的普通病服所存在的不足,其优点是本实用新型使用时,能够只暴露需要穿刺的上肢,既保暖又保护隐私。拉链设计在衣袖的内侧并且为隐形拉链,衣服外观看不出,比较舒适美观。此专利护士操作方便,能够增加患者的舒适度,提高患者的满意度。

## 第二节　滴数记录器

### 一、简介

专利名称:滴数记录器
专利号:ZL201320699428.0

患者在输液中护士要准确记录患者的输液滴数,现有的人力情况下,做不到每换 1 瓶补液数滴计数 30 秒,基本都是凭借工作经验估计滴数,因此会存在滴数估计不准确的问题。设计能够准确记录滴数并显示的装置。

### 二、专利装置介绍

该实用新型专利的目的克服了滴数不准确,提供一种正确估计滴数,使用方便、可快速估计滴数、成本低的滴数记录器。护士将滴速调节匀速后,当滴下一滴液体时按下按钮,再滴一滴时,再按一次按钮,软件设计成按按钮 3 次后便可在挂表中间的显示器上显示该患者 1 分钟的滴速(图 6-2-1)。

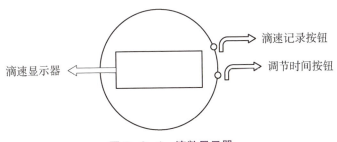

图 6-2-1　滴数显示器

## 三、专利优缺点

该实用新型专利的优点在于护士只需在输液液体滴落时按下按钮,按下3次即可显示患者每分钟滴数,使用时省时省力,不会额外花费护士的时间,十分适合工作经验尚不丰富的护士使用,保障患者的舒适和健康,符合护理质控要求。

该实用新型专利除了显示滴数之外,还可显示时间,便于护士平时的日常工作,该滴数记器操作简便,制造成本低,适合广泛推广和应用。

## 第三节　静脉留置导管"U"型固定板

### 一、简介

专利名称:静脉留置导管"U"型固定板
专利号:ZL201320494092.4

护士在留置静脉导管完成后需要将导管完成"U"型后再用胶布固定在患者的手臂上,若导管未保持"U"型,则会因静脉压而出现血液凝固,使导管阻塞,造成严重后果。护士操作不规范,为保证导管的"U"型结构,或是将导管利用胶带随意固定,导管容易从患者手臂脱落,从而对患者造成危险。"U"型固定板可以准确方便地固定导管,使护士操作规范。

### 二、专利装置介绍

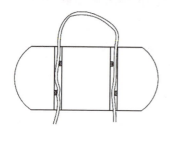

图6-3-1　"U"型固定板

该实用新型静脉留置导管"U"型固定板,主要包括固定板和该固定板表面的两条凹槽,每条凹槽内均设置有两块导管挡块,且凹槽均具有两条平行的凹槽边,分别为第一凹槽边和第二凹槽边,一块所述的导管挡块和所述的第一凹槽边固定连接;另一块所述的导管挡块和所述的第二凹槽边固定连接(图6-3-1)。

### 三、专利优缺点

该实用新型的优点是克服了护士固定不规范、使用胶布固定随意等缺点,提供一种结构简单、使用方便,固定可靠,利于规范护士操作、静脉置管不易滑出，保证患者安全的静脉留置导管"U"型固定。

该实用新型材料成本低，适合医院推广使用，且防止患者因静脉压出现血液凝固从而导致不良后果。固定牢固，可以防止需要走动的患者导管滑脱出体外的不良因素。

## 第四节 留置针防松脱装置

### 一、简介

专利名称：留置针防松脱装置
专利号：ZL201520490967.2

医疗实践中，需要频繁进行输液治疗的患者通常应放置留置针以免除患者反复注射的痛苦。在头皮针插入留置管处，为了防止松脱，医护人员在平时工作中通常采用胶带蝶形固定的方法，这样的固定、拆卸都较麻烦，且容易产生胶带松脱，留置针固定不牢，甚至脱落的情况，不利于临床工作。

### 二、专利装置介绍

本实用新型专利：留置针防松脱装置，其包括可相互对合的第一固定件和第二固定件，对合固定的所述的第一固定件和第二固定件形成钢针定位通孔和留置管定位通孔，所述的钢针定位通孔和留置管定位通孔相互连通，且所述的钢针定位通孔的孔径小于所述的留置管定位通孔的孔径。从而可以通过对合固定第一固定件和第二固定件将留置针的钢针和留置管分别定为于钢针定位通孔和留置管定位通孔中，便于进行固定和拆卸操作，固定稳固，不易脱落，且该实用新型的留置针防松脱装置的结构简单，成本低廉，使用也相当方便（图6-4-1）。

### 三、专利优缺点

在头皮针插入留置管处，为了防止松脱，医护人员在平时工作中通常采用胶带蝶形固定的方法。这样的固定、拆卸都较麻烦，且容易产生胶带松脱，留置针固定不牢，甚至脱落的情况，不利于临床工作。

该专利的优点：

（1）便于留置针的固定和拆卸操作，固定稳固，不易脱落，替换目前采用

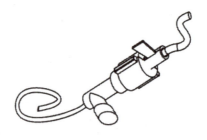

图 6-4-1 装置使用时示意图

的胶带蝶形固定方法,原处理方法过程复杂、耗费时间较长。

(2) 透明医用 PE 材质,便于观察。

(3) 装置结构简单,固定、拆卸操作方便。

(4) 装置的环形结构与患者皮肤接触,不会带来任何不适。

该专利的缺点:目前提倡使用无针输液接头,使用范围少。

## 第五节 一种输液流量调节装置

### 一、简介

专利名称:一种输液流量调节装置

专利号:ZL201320096163.5

传统输液管理调节装置是通过驱动轮与输液管之间产生压力,根据压力将输液管路压窄来调节控制输液的流速,目前的输液管路驱动轮所处的位置无法确定输液的流速,输液管路中的液体流量是随机的。该专利可通过若干凸台作为阻碍,控制流量。

### 二、专利装置介绍

输液管流量调节装置(图6-5-1～图6-5-4)的侧空腔的底面上设有均布的若干个凸台。滚轴滚动,若干个凸台为阻碍,使用者可进行微调,控制流量。所述凸台的横截面为半圆形。所述半圆形的凸台的半径与滚轴的直径相适配。本装置每个凸台对应不同的液滴流量,能够确定驱动轮所处不同位置时准确的液滴流量。

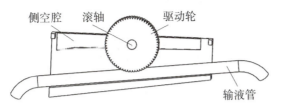

图6-5-1 输液流量调节装置侧面示意图

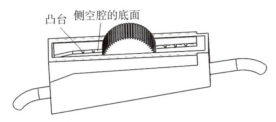

图6-5-2 输液流量调节装置上方示意图

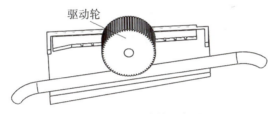

图6-5-3 滚轴示意图

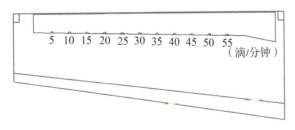

图6-5-4 凹槽刻度示意图

## 三、专利优缺点

本实用新型中的一种输液管流量调节装置,在调节装置主体重设置有一定位结构和定位滚轮,将调节滚轮设置于相邻的定位结构之中,从而可以实现对调节滚轮的定位,以及控制调节滚轮对输液管的挤压接触程度,进而实现对输液管内液体流量的控制。

# References

# 参考文献

［1］赵广慧,林倩倩.静脉输液外渗相关因素分析.中国烧伤创疡杂志,2018, 30(5):361—365.

［2］刘美琴,王巧.静脉输液反应的原因及护理措施.世界最新医学信息文摘, 2017,17(49):228—233.

［3］赵月侠.静脉输液反应的预防及护理对策.护理与健康,2017,3:174—175.

［4］吴玉芬,陈利芬.静脉输液并发症预防及处理指引.北京:人民卫生出版社,2016.

［5］乔爱珍,王建荣.安全输液百问百答.北京:人民卫生出版社,2015.

［6］罗艳丽.静脉输液治疗手册.北京:科学出版社,2015.

［7］中华护理学会静脉输液治疗专业委员会.临床静脉导管维护操作专家共识.中华护理杂志,2019,54(9):1334—1342.

图书在版编目(CIP)数据

静脉治疗护理技术/方莉娜,赵越主编. —上海:复旦大学出版社,2021.1
ISBN 978-7-309-15356-9

Ⅰ.①静… Ⅱ.①方…②赵… Ⅲ.①静脉内注射-输液疗法-护理 Ⅳ.①R457.2

中国版本图书馆 CIP 数据核字(2020)第 187186 号

**静脉治疗护理技术**
方莉娜 赵 越 主编
责任编辑/傅淑娟

复旦大学出版社有限公司出版发行
上海市国权路 579 号 邮编:200433
网址:fupnet@fudanpress.com http://www.fudanpress.com
门市零售:86-21-65102580 团体订购:86-21-65104505
外埠邮购:86-21-65642846 出版部电话:86-21-65642845
上海丽佳制版印刷有限公司

开本 787×1092 1/16 印张 11.5 字数 194 千
2021 年 1 月第 1 版第 1 次印刷

ISBN 978-7-309-15356-9/R·1839
定价:78.00 元

如有印装质量问题,请向复旦大学出版社有限公司出版部调换。
版权所有 侵权必究